# A SAÚDE PÚBLICA MUNDIAL E O FLÚOR COMO VACINA PARA CÁRIE
## A 3.ª DOENÇA MAIS PREVALENTE DO MUNDO E SUA "VACINA"

Editora Appris Ltda.
1.ª Edição - Copyright© 2025 dos autores
Direitos de Edição Reservados à Editora Appris Ltda.

Nenhuma parte desta obra poderá ser utilizada indevidamente, sem estar de acordo com a Lei nº 9.610/98. Se incorreções forem encontradas, serão de exclusiva responsabilidade de seus organizadores. Foi realizado o Depósito Legal na Fundação Biblioteca Nacional, de acordo com as Leis n⁰ˢ 10.994, de 14/12/2004, e 12.192, de 14/01/2010.

Catalogação na Fonte
Elaborado por: Dayanne Leal Souza
Bibliotecária CRB 9/2162

| | |
|---|---|
| N852s<br>2025 | Noronha, Thiago Pompeu<br>   A saúde pública mundial e o flúor como vacina para cárie: a 3.ª doença mais prevalente do mundo e sua "vacina" / Thiago Pompeu Noronha, João Batista Filgueiras de Noronha. – 1. ed. – Curitiba: Appris, 2025.<br>   91 p. ; 21 cm. – (Geral). |
| | Inclui referências.<br>ISBN 978-65-250-7217-3 |
| | 1. Vacina. 2. Flúor. 3. Cárie. I. Noronha, Thiago Pompeu. II. Noronha, João Batista Filgueiras de. III. Título. IV. Série.<br>                                                                                                    CDD – 614 |

Livro de acordo com a normalização técnica da ABNT

**Appris** editorial

Editora e Livraria Appris Ltda.
Av. Manoel Ribas, 2265 – Mercês
Curitiba/PR – CEP: 80810-002
Tel. (41) 3156 - 4731
www.editoraappris.com.br

Printed in Brazil
Impresso no Brasil

Thiago Pompeu Noronha
João Batista Filgueiras de Noronha

# A SAÚDE PÚBLICA MUNDIAL E O FLÚOR COMO VACINA PARA CÁRIE

A 3.ª DOENÇA MAIS PREVALENTE DO MUNDO E SUA "VACINA"

*Appris editora*

Curitiba, PR
2025

## FICHA TÉCNICA

**EDITORIAL**
Augusto Coelho
Sara C. de Andrade Coelho

**COMITÊ EDITORIAL**
Ana El Achkar (Universo/RJ)
Andréa Barbosa Gouveia (UFPR)
Antonio Evangelista de Souza Netto (PUC-SP)
Belinda Cunha (UFPB)
Délton Winter de Carvalho (FMP)
Edson da Silva (UFVJM)
Eliete Correia dos Santos (UEPB)
Erineu Foerste (Ufes)
Fabiano Santos (UERJ-IESP)
Francinete Fernandes de Sousa (UEPB)
Francisco Carlos Duarte (PUCPR)
Francisco de Assis (Fiam-Faam-SP-Brasil)
Gláucia Figueiredo (UNIPAMPA/ UDELAR)
Jacques de Lima Ferreira (UNOESC)
Jean Carlos Gonçalves (UFPR)
José Wálter Nunes (UnB)
Junia de Vilhena (PUC-RIO)
Lucas Mesquita (UNILA)
Márcia Gonçalves (Unitau)
Maria Aparecida Barbosa (USP)
Maria Margarida de Andrade (Umack)
Marilda A. Behrens (PUCPR)
Marília Andrade Torales Campos (UFPR)
Marli Caetano
Patrícia L. Torres (PUCPR)
Paula Costa Mosca Macedo (UNIFESP)
Ramon Blanco (UNILA)
Roberta Ecleide Kelly (NEPE)
Roque Ismael da Costa Güllich (UFFS)
Sergio Gomes (UFRJ)
Tiago Gagliano Pinto Alberto (PUCPR)
Toni Reis (UP)
Valdomiro de Oliveira (UFPR)

**SUPERVISORA EDITORIAL** Renata C. Lopes

**PRODUÇÃO EDITORIAL** Daniela Nazário

**REVISÃO** Bruna Fernanda Martins

**DIAGRAMAÇÃO** Ana Beatriz Fonseca

**CAPA** Eneo Lage

**REVISÃO DE PROVA** Jibril Keddeh

*Quanto mais aprendo, mais percebo o quanto nada sei.
Conhecimento sempre é infinito.*

*(Albert Einstein)*

# AGRADECIMENTOS

A Deus, pela oportunidade concedida, por todas as dádivas e realizações proporcionadas e pelas que virão a se realizar, nesta e em outras vidas.

*À nossa querida família Noronha: minha esposa Bruna e meu filho, David, meus pais, Ana e João; por todo apoio e amor incondicional hoje e sempre.*

# LISTA DE ABREVIATURAS E SIGLAS

F - Flúor
FA - Fluorapatita
HÁ - Hidroxiapatita
NaF - Fluoreto de sódio
OMS - Organização Mundial de Saúde

# SUMÁRIO

**1 INTRODUÇÃO** ............................................................... 15

**2 O FLÚOR** ...................................................................... 21

**3 O QUE É VACINA?** ....................................................... 29
   3.1 Como Funcionam as Vacinas .................................... 29
   3.2 Benefícios das Vacinas ............................................... 30
   3.3 A vacina ideal ............................................................. 30
   3.4 Flúor como vacina seria possível? ............................. 31
   3.5 O flúor como vacina da cárie no mundo .................. 32
   3.6 Protocolo anticárie e sua Vacina ............................... 33
   3.7 O flúor como grande modificador da qualidade de vida e da Saúde Mundial .... 34

**4 REVISÃO DE LITERATURA** ........................................ 37
   4.1 Tipos de produtos fluoretados .................................. 40
      4.1.1 Colutórios Fluoretados ...................................... 40
      4.1.2 Flúor tópico ....................................................... 42
      4.1.3 Água fluoretada ................................................ 45
      4.1.4 Creme dental fluoretado .................................. 49
      4.1.5 Suplementação com flúor (pastilhas, tabletes ou medicamentos) .......... 52
      4.1.6 Flúor ingerido na dieta .................................... 53
   4.2 Criação de campanha mundial de Saúde Bucal. O março Negro ............ 54

# 5
# DISCUSSÃO .................................................................................. 57

5.1 Polêmica ................................................................................. 58

5.2 O flúor e seu modo de ação .................................................. 65

5.3 Considerações sobre flúor, saúde e infecções bucais não diagnosticadas por profissionais de saúde, as quais causam mortalidade em muitos pacientes ..... 67

5.4 Saúde Bucal e Infecções Não Diagnosticadas ...................... 68

5.5 Desafios na Detecção e Diagnóstico .................................... 68

5.6 Importância do Cuidado Preventivo .................................... 69

5.7 Protocolo de uso do cimento de ionômero de vidro em cárie ........... 72

# 6
# TRABALHO VOLUNTÁRIO E A ODONTOLOGIA ................ 75

6.1 Importância do Voluntariado na Odontologia .................... 75

# 7
# CONCLUSÃO ............................................................................. 81

# REFERÊNCIAS ........................................................................... 83

# 1

# INTRODUÇÃO

Uma pergunta simples ao nobre leitor deste livro: você já teve cárie? Já teve dor de dente? Se sim, lembra o quanto foi doloroso? Já realizou tratamento de canal? Já perdeu um dente ou mais? Já necessitou colocar um implante? Usa prótese dentária? Gastou muito dinheiro durante o tratamento? E se voltasse atrás gostaria que mudasse essa realidade? Imagina quanto tempo e dinheiro iria economizar nessa jornada?

Gostaria que seus filhos, netos e bisnetos não passassem por isso?

Se sua resposta foi positiva para alguma dessas perguntas você se insere na possibilidade de mudar a realidade não só sua como das próximas gerações que virão. Inseridos no contexto da 3.ª doença mais comum no globo, possivelmente a que gera mais custos tanto a governos quanto a qualquer cidadão ao redor das nações (Noronha, Parente, 2024)

Houve uma grande evolução nas últimas décadas sobre a perda de dentes, quando comparados a nascidos no século passado, grande parte perdeu os dentes e teve que usar prótese total completa, de todos os dentes na boca, trazendo muitos problemas oclusais (mordida) e ATM (articulação que liga a mandíbula ao crânio). Na geração seguinte, de filhos, já houve uma grande melhora na quantidade de cárie e dentes perdidos, já na geração de seus netos outra melhoria, em que se perdeu menos dentes ainda, no entanto todas as gerações tiveram cárie em maiores ou menores proporções. Por que toda essa mudança ocorreu?

Ocorreu pelo uso de flúor e de novas tecnologias associadas à escovação dentaria com flúor após as alimentações, porém essa mesma geração de netos ainda apresenta cárie e muitas vezes ainda perde dentes permanentes precocemente, hoje, em 2024. E há formas de mitigar ainda mais essas mazelas que trazem problemas de saúde e socioeconômicos em praticamente toda a população mundial, do rico ao pobre, do 1.º ao 3.º mundo, do morador de Manhattan ao morador da tribo indígena no Amazonas. E isso pode e deve ser desacelerado de uma vez por todas, se criarmos um protocolo simples que seja viável, quando administrado na faixa etária certa, com a devida educação em saúde descrita e distribuída para todos.

O conceito ampliado de saúde, definido no artigo 196 da Constituição da República, deve nortear a mudança progressiva dos serviços de Saúde, evoluindo de um modelo assistencial centrado na doença e baseado no atendimento a quem procura, para um modelo de atenção integral à saúde, em que haja a incorporação progressiva de ações de promoção e de proteção, ao lado daquelas propriamente ditas de recuperação, dessa forma o meio mais eficaz e barato de se prevenir a doença cárie é com o uso de Flúor e compostos fluoretados (Brasil, 2004).

A cárie dentária é uma doença complexa resultante de muitos fatores de risco (Fejerskov, 2004). A prevalência dessa doença tem diminuído em muitos países do mundo a partir de medidas preventivas. As principais ações, comprovadamente, eficazes são: correta higiene bucal, controle da dieta e a utilização de fluoretos. Entretanto, como a possibilidade de sucesso das medidas em saúde pública está relacionada a problemas culturais e comportamentais complexos, o declínio dos índices de cárie tem sido associado, primordialmente, à ação dos fluoretos (Murray, 1992).

A prevalência de cárie dentária no mundo é alta e continua a ser um problema de saúde pública significativo. Segundo a OMS, essa doença é uma das enfermidades mais comuns no mundo inteiro. Aqui estão alguns pontos-chave sobre a prevalência de cárie:

1. **Crianças e adolescentes**: a cárie dentária é muito comum em crianças e adolescentes. Estima-se que entre 60% e 90% das crianças em idade escolar em todo o mundo tenham cáries.

2. **Adultos**: quase 100% dos adultos já tiveram cáries em algum momento de suas vidas.

3. **Variações regionais**: a prevalência de cárie pode variar significativamente entre diferentes regiões e países, dependendo de fatores como acesso a cuidados dentários, dieta, uso de flúor e políticas de saúde pública.

4. **Fatores de risco**: o consumo elevado de açúcares, a falta de acesso a serviços de saúde bucal e uma higiene dental inadequada são fatores de risco importantes para o desenvolvimento de cáries.

5. **Impacto socioeconômico**: populações de baixa renda geralmente apresentam maior prevalência de cárie devido ao acesso limitado a serviços de saúde dental e produtos de cuidado oral.

Embora a cárie apresente sua prevenção, ela ainda representa uma carga significativa para muitas pessoas e sistemas de saúde em todo o mundo.

A educação em saúde bucal, o acesso a tratamentos preventivos como o selamento de fissuras e o uso de flúor, além da promoção de uma dieta saudável, são fundamentais para reduzir a prevalência de cárie dentária.

A cárie dentária é uma doença multifatorial, por ser infecciosa, transmissível e sacarose dependente. Necessita da interação entre micro-organismos patogênicos e dieta cariogênica, num hospedeiro que ofereça um ambiente adequado, durante certo período de tempo. Está intimamente ligada à introdução dos carboidratos refinados na dieta da população, principalmente a sacarose, que é considerada o dissacarídeo mais cariogênico, sendo esse o mais presente na dieta familiar em quase todo o mundo. Ela afeta a cavidade oral, desde a pré-história. A grande variação da susceptibilidade do homem à cárie foi e é influenciada por fatores culturais e alimentares em qualquer período da história. O declínio da doença cárie ocorrido no mundo nas últimas décadas é atribuído ao amplo uso de compostos fluoretados. Sendo assim é possível e deve ser levada em consideração a utilização do Flúor, com intuito de promover a saúde oral (Mondelli et al., 2004; Novais et al., 2004; Bijella et al., 2005; Delbem et al., 2006; De Almeida et al., 2007).

O flúor vem sendo utilizado na Odontologia há muitos anos e sua eficiência é mister. Há inúmeras formas de se encontrar o fluoreto, desde pastas fluoretadas, colutórios bucais, gomas de mascar e até nas águas do abastecimento, em que se adicionam o flúor com intuito de obter o seu poder anticariogênico tão relevante à saúde pública (Schuller & Kalsbeek, 2003; Felix et al., 2004; Hellwig & Lennon, 2004; Ten Cate, 2004; Bijella et al., 2005). Porém tem sido subutilizado e muitas vezes mal utilizado por conta de polêmicas criadas sem comprovação científica.

A despeito dos importantes e inegáveis avanços nos níveis de saúde bucal ainda existe um longo caminho a percorrer. A doença cárie está longe de poder ser considerada sob controle e muito menos em vias de extinção, mesmo nos países desenvolvidos. Isso se dá também pela forma como ela é abordada pela sociedade e pelos órgãos competentes (Schuller & Kalsbeek 2003; Ten Cate, 2004).

O flúor mostra-se como um agente terapêutico modulador da cárie dentária. O contato do paciente com pequenas concentrações de flúor, de forma frequente, dificulta a desmineralização e ativa a remineralização, além de inibir os micro-organismos cariogênicos. O íon fluoreto é administrado por meio de diferentes veículos, é um elemento químico que se incorpora à rede cristalina do esmalte, tornando-se importante na manutenção da saúde dental. Essa afirmação está fundamentada na possibilidade de esse fármaco, particularmente na forma de fluoreto de sódio (NaF), intervir na dissolução dessa estrutura biológica, reduzindo de forma satisfatória a perda de minerais e, consequentemente, contribuindo para prevenir e controlar a cárie dental. Enquanto recurso preventivo, o flúor é uma alternativa farmacológica empregada em programas de saúde pública, dados a sua significativa eficácia e o baixo custo de aplicação (Felix *et al.*, 2004; Ten Cate, 2004; Rouxel *et al.*, 2008).

O diagnóstico e o tratamento da cárie concentraram-se e ainda se concentram na sequela da doença, a cavidade da cárie, detendo-se no tratamento cirúrgico restaurador dos tecidos mineralizados dos dentes. Devido ao benefício limitado do tratamento restaurador é inexorável uma reconsideração dos procedimentos convencionais. As mudanças conceituais, associadas ao desenvolvimento tecnológico e científico, influenciam diretamente os procedimentos clínicos que visam à promoção da saúde bucal, incluindo preparos ultraconservadores minimamente invasivos e a seleção de materiais adequados para uma abordagem holística do paciente. O uso do flúor tem sido recomendado por baixos níveis de flúor e de forma frequente, em que se consegue reduzir a desmineralização do esmalte e aumentar a remineralização (Delbem *et al.*, 2006).

Este livro surgiu de um projeto de especialização em saúde pública em 2013 e foi desenvolvido em 2015, depois de finalizar minha pesquisa de doutorado PhD, em que analisamos em torno de 900 crianças e adolescentes e pudemos avaliar a quantidade altíssima de cárie, observada pelo índice CPO-D, uma unidade de **medida dentária** que avalia **D**entes **C**ariados, **P**erdidos e **O**bturados; e quanto isso influenciava na qualidade de vida dos acometidos, não os deixando se alimentar, estudar, praticar esportes ou até mesmo sorrir. E dessa forma retomamos o projeto realmente, prioritariamente, em 2024. Pois a cárie só aumenta em proporção populacional. E sem dúvida pode sim ser contida em âmbito mundial.

Sendo professor de Saúde Pública da Universidade Estadual Do Amazonas (UEA) por 5 anos, pude avaliar mais de 10 mil crianças escolares e suas bocas, também sendo cirurgião dentista na Secretaria Municipal de Saúde (Semsa) em Manaus, por mais de 13 anos, com seguramente mais de 30 mil pessoas atendidas de todas as idades. Sendo que a cárie e suas consequências aliadas à falta de interesse do poder público foram alimentando a necessidade crucial de uma atitude que possa realmente mudar a saúde pública mundial.

Isso aliado à experiência de mais de 10 anos trabalhando no Hospital Check UP, em Manaus, no estado do Amazonas no Brasil, especializado em Cirurgia Cardiológica e Neurológica de Alta Complexidade, desde 2012. Atendendo primorosamente pacientes em risco iminente de morte e os salvando, contudo muitos desses pacientes apresentam lesões crômicas intraorais não tratadas e que se forem deixadas sem tratamento reinfeccionarão os indivíduos, tendo que muitas vezes reabordar cirurgicamente e trocar suas válvulas cardíacas por endocardite bacteriana. Com todo nosso trabalho podemos diminuir nossos índices para quase zero, ao reafirmar o tratamento odontológico assistido com aval médico em casos de altíssima complexidade.

Como estamos em todas as pontas, da prevenção de crianças à altíssima complexidade médica com pacientes em leito de morte, tentando os salvar, e também atendendo a comunidade indígena da Amazônia, orientais, europeus, norte-americanos, pelas indústrias sediadas na Zona Franca de Manaus, até refugiados venezuelanos e haitianos, ou seja, todo tipo de paciente possível do âmbito mundial, podemos presenciar toda a cadeia catastrófica que a falta de protocolos ativos de prevenção à cárie, fluoretação das águas e a alimentação baseada em carboidrato simples, farinha e derivados causa.

Em Manaus, capital do estado de mais de 2 milhões de habitantes, segundo o IBGE, centro da floresta Amazônica, com a água ácida, ocasionada por muitos motivos e também devido a matéria orgânica e decomposição de folhas, proveniente do Rio Negro e afluentes, e sem fluoretação das águas, sem saneamento básico e com outras mazelas, com uma extensão imensa, maior até que muitos países europeus, por exemplo, sem acesso rodoviário na capital do Estado, apenas com transporte fluvial e aéreo, quando vamos ao interior isso se multiplica de maneira exponencial. Além de termos índices altos de crianças com autismo, que dizem ter influência direta com flúor, com alguns artigos, porém no nosso estado não temos fluoretação, com isso não faz sentido essa afirmação, sendo umas das hipóteses para o aumento da prevalência de autismo a quantidade elevada de mercúrio na água pelo garimpo ilegal ao redor da Amazônia, a qual deve ser sim investigada cientificamente.

Quando a criança não escova os dentes e começa o desenvolvimento da cárie, esta poderá gerar infecção, atrelada a sintomatologia dolorosa, diminuição de imunidade e capacidade cognitiva, dessa forma na grande maioria das vezes irá progredir e os dentes de leite possivelmente infeccionados irão passar cárie para os dentes permanentes, os quais nascem com 6 anos de idade na média. Já que a bactéria está na boca de 98% da população mundial e sem cuidado adequado, o prognóstico será o pior possível. Lembrando que em comparação com faixas etárias mundiais o dente permanente nasce com 6 anos, no caso o primeiro molar, mas em ambientes quentes há evidências científicas de que esse dente nasce antes com 5 anos. Pais de todas as idades e níveis socioeconômicos não percebem que aquele dente é permanente e a criança ficará mutilada para o resto da vida caso o perca.

Dessa forma a fluoretação das águas na estação de tratamento é obrigatória no Brasil desde 1974, segundo a Lei Federal n.º 6.050/19741, que até hoje não é colocada em prática e gera bilhões de reais em prejuízo financeiro, mas também psicológico, pois não ter dentes afeta a vida da pessoa para sempre. De forma que não conseguirá se alimentar, morder de forma correta, dando dores de cabeça, entre diversas outras patologias.

Esta obra não é apenas uma revisão bibliográfica, é um compilado de 75 anos de Odontologia clínica e acadêmica de verdade de dois profissionais integralmente focados na nossa ciência, em todos os aspectos de saúde pública e Odontologia de alta tecnologia com Invisalign, Tomografias Computadorizadas, prototipagem, scanners odontológicos e tudo o que há de mais moderno no mercado. E tem o objetivo de evidenciar a importância do flúor para a saúde pública, analisando suas diversas apresentações e avaliando o seu poder anticariogênico, com intuito de destacar o flúor como um medicamento extremamente barato e eficaz para a diminuição da prevalência da doença cárie, no entanto avaliando os seus prós e contras, com isso incentivando o seu uso na Saúde Pública Mundial, associando e o definindo como a real vacina contra cárie, simples, barata e existente no mercado, obviamente bem administrada, com critério e cuidado. Além de criar uma Campanha Mundial de Saúde Bucal no mês de março, sendo ela o Março Negro, para evidenciar durante todo o mês a necessidade latente de mudança.

# O FLÚOR

Flúor é um elemento químico, símbolo F, de número atômico 9 (9 prótons e 9 elétrons), de massa atômica 19 u, situado no grupo dos halogênios (grupo 17 ou VIIA) da tabela periódica dos elementos.

Em sua forma biatômica ($F_2$) e em CNTP, é um gás de coloração amarelo-pálido. É o mais eletronegativo e reativo de todos os elementos. Em sua forma ionizada ($F^-$) é extremamente perigoso, podendo ocasionar graves queimaduras químicas se em contato com tecidos vivos.

- Em CNTP, o flúor é um gás corrosivo de coloração amarelo-pálido, fortemente oxidante. É o elemento mais eletronegativo e o mais reativo dos não metais e forma compostos com praticamente todos os demais elementos, incluindo os gases nobres xenônio e radônio. Inclusive em ausência de luz e baixas temperaturas reage explosivamente com o hidrogênio. Jatos de flúor no estado gasoso atacam o vidro, metais, água e outras substâncias, que reagem formando uma chama brilhante. O flúor sempre se encontra combinado na natureza e tem afinidade por muitos elementos, especialmente o silício, não podendo ser guardado em recipientes de vidro.

Em solução aquosa de seus sais, o flúor apresenta-se normalmente na forma de íons fluoretos, $F^-$. Outras formas são complexos de flúor como o $[FeF_4]^-$, ou o $H_2F^+$.

Os fluoretos são compostos nos quais os íons fluoretos estão ligados a algum resto químico de carga positiva.

O flúor não é considerado um elemento mineral essencial para o ser humano[1]. Pequenas quantidades de flúor podem beneficiar o fortalecimento ósseo, mas sua falta é um problema apenas na formulação de dietas artificiais.

Durante a pesquisa de 1990, conduzida pelo toxicologista Phillis Mullenix, de Harvard, ele mostra que o flúor causa a diminuição do QI, aumentando os sintomas em ratos de déficit de atenção e hiperatividade (TDAH). Poucos dias antes de sua pesquisa ser aceita para publicação, Mullenix foi demitido como chefe de toxicologia no Forsyth Dental Center, em Boston. Em seguida, a sua candidatura a uma bolsa para continuar sua pesquisa sobre as consequências do flúor no sistema nervoso central foi rejeitada pelo National Institute of Health (NIH), quando um painel do NIH lhe disse que "o flúor não tem efeitos no sistema nervoso central" (Griffiths 1998).

O flúor (do latim *fluere* = "fluir") formando parte do mineral fluorita, $CaF_2$, foi descrito em 1529 por Georgius Agricola por seu uso como fundente, empregado para reduzir os pontos de fusão de metais ou minerais. Em 1670 Heinrich Schwanhard observou que era possível gravar o vidro quando exposto a fluorita que havia sido tratada com ácido. Posteriormente, Carl Wilhelm Scheele, Humphry Davy, Gay-Lussac, Antoine Lavoisier e Louis Thenard realizaram experimentos com o ácido fluorídrico. Alguns desses experimentos acabaram em tragédia. O flúor foi descoberto em 1771 por Carl Wilhelm Scheele; entretanto, devido à sua elevada reatividade, não se conseguiu isolá-lo porque, quando separado de algum composto, imediatamente reagia com outras substâncias. Finalmente, em 1886, foi isolado pelo químico francês Henri Moissan.

A primeira produção comercial do flúor foi para a bomba atômica do Projeto Manhattan, para a obtenção do hexafluoreto de urânio, $UF_6$, usado para a separação de isótopos de urânio.

As primeiras pesquisas com ingestão de flúor em humanos foram feitas em campos de concentração nazistas com o intuito de acalmar os prisioneiros, que ingeriam o íon a partir da água com até 1500 ppm de flúor. O resultado gerava uma espécie de apatetamento, os prisioneiros cumpriam melhor suas tarefas sem questioná-las. Com o mesmo objetivo o flúor é adicionado a alguns medicamentos psiquiátricos hoje em dia. Mais de 60 tranquilizantes largamente utilizados contêm flúor, como Diazepan, Valium e Rohypnol, da Roche, ligada à antiga I.G. Farben, indústria química que atuou a serviço da Alemanha nazista (Fonte: http://www.theforbiddenknowledge.com/hardtruth/fluoridation.htm). O flúor já foi usando também como raticida.

O flúor é o halogênio mais abundante da crosta terrestre, com uma concentração de 950 ppm. Na água do mar se encontra numa proporção de aproximadamente 1,3 ppm. Os minerais mais importantes nos quais está presente são a fluorita, $CaF_2$, a fluorapatita, $Ca_5(PO_4)_3F$ e a criolita, $Na_3AlF_6$.

Obtém-se pela eletrólise de uma mistura de HF e KF. No processo ocorre a oxidação dos fluoretos, no anodo:

$$2F^- - 2e^- \rightarrow F_2$$

No catodo descarrega-se o hidrogênio, sendo necessário evitar que os dois gases obtidos entrem em contato para que não haja o risco de explosão. O flúor também é um subproduto efluente da produção do alumínio.

- Utilizam-se numerosos compostos orgânicos nos quais foram substituídos formalmente átomos de hidrogênio por átomos de flúor. Existem distintas formas de obtê-los, uma das mais importantes é por meio de reações de substituição de outros halogênios:

$$CHCl_3 + 2HF \rightarrow CHClF_2 + 2HCl$$

- Os CFCs foram empregados numa ampla variedade de aplicações, por exemplo, como refrigerantes, propelentes, agentes espumantes, isolantes etc., porém, como contribuíam para a destruição da camada de ozônio, foram sendo substituídos por outros compostos químicos, como os HCFs. Os HCFCs também são empregados como substitutos dos CFCs, porém também destroem a camada de ozônio a longo prazo.

- O politetrafluoroetileno (PTFE) é um polímero denominado teflon, de grande resistência química e baixo coeficiente de atrito.

- O ácido fluorídrico é uma solução aquosa de fluoreto de hidrogênio. É um ácido fraco, porém muito mais perigoso que ácidos fortes como o clorídrico. O ácido HF é utilizado para gravar vidros e para retirar sílica (areia) de aços especiais.

- O hexafluoreto de urânio, $UF_6$, é um gás a temperatura ambiente que se emprega para a separação dos isótopos de urânio.

- O flúor forma compostos com outros halogênios apresentando, nesses casos, estado de oxidação -1, por exemplo, $IF_7$, $BrF_5$, $BrF_3$, e $ClF$.

- A criolita natural, $Na_3AlF_6$, é um mineral que contém fluoretos. Se extraía na Groenlândia, porém atualmente está praticamente esgotada. Felizmente, pode-se obtê-la sinteticamente para ser empregada na obtenção de alumínio por eletrólise.

O flúor está presente em mamíferos na forma de fluoretos. E, embora seu consumo necessário não seja comprovado (WHO, 2002, Guidelines Para Qualidade da água), trata-se alegadamente de uma substância muito reativa e tóxica. Se acumula nos ossos e dentes dando-lhes uma menor resistência. Por isso, sua adição a água, sal e leite por parte de químicos, técnicos e engenheiros é desnecessária.

Normalmente são acrescentados fluoretos nos cremes dentais em torno de 1000ppm a 1500ppm, que não devem ser engolidos. Sendo, também, extremamente proibido para crianças menores de 6 anos de idade.

Também é adicionado à água em baixa quantidade (0,6ppm – 1,0ppm) por ser muito tóxico. A Organização Mundial da Saúde (OMS) considera o flúor como um medicamento, contudo aprova sua adição a água, leite ou sal como forma eficaz de combater a cárie, embora nunca comprovada.

No período do governo do ex-presidente Ernesto Geisel, no Brasil, foi implantada a fluoretação. Contudo as leis de fluoretação de águas públicas foram recentemente contestadas por políticos e outros profissionais contrários ao tratamento em massa da população, no senado e câmara, considerado antiético, segundo seus valores, ao tempo em que foram festejadas por organizações médicas e comunidades científicas.

Assim, foram levantadas questões éticas a respeito dessa medicação em massa sem prescrição médica. E que em pessoas com algum grau de autismo são ainda mais prejudicadas pela fluoretação obrigatória, inclusive de alimentos, sendo que este é depressor do sistema nervoso central.

A OMS também recomenda que seja feita a pesquisa das fontes de flúor extra-água, para saber se as pessoas já são expostas aos níveis desnecessários do elemento no ar e comida. Infelizmente essa atitude é pouco praticada no Brasil. É tarefa de odontólogos, autoridades públicas e cientistas garantir que o uso excessivo da substância valha punição severa para seus praticantes (indústria, técnicos das estações de tratamento da água etc.), e que as margens corretas sejam usadas, a fim de se reduzir a doença cárie com o mínimo de efeitos colaterais, bem como garantir tratamento para vítimas de fluorose com aspecto antiestético (relativamente rara).

Vale lembrar que algumas águas são naturalmente fluoretadas. Já as garrafas de águas minerais seguem as leis de fluoretação. Assim, a fluoretação não se mostra tão eficiente e necessária quanto se propagandeia.

O flúor, advindo da fluoretação artificial, é absorvido em quantidades excessivas pelo organismo humano, e dificilmente excretado. A maior parte dele se deposita nas partes sólidas do organismo mamífero, o tecido ósseo, enquanto uma pequena porção singra para os dentes. Fluoretos orgânicos talvez sejam nutrientes essenciais, mas essa possibilidade ainda não foi provada, embora um ser humano normal tenha em média 500ppm/F nos ossos do corpo.

Uma intoxicação por flúor é conhecida como fluorose dentária, e se manifesta com um aspecto quebradiço e cromaticamente disforme dos dentes.

Geralmente acontece quando do consumo de grandes quantidades de águas fluoretadas, tanto não natural e quanto naturalmente adicionadas, em boa parte das crianças (por estarem em processo de crescimento e formação óssea), e em alimentos processados com essas águas, por isso é importante que as crianças sejam suplementadas de cálcio e iodo para que não sofram de má mineralização com cristais defeituosos de Fluorita (CaF2) e problemas da tireoide. A lista dos efeitos pode ser resumida assim, para o consumo de compostos do flúor:

- 6,0 mg/dia — efeitos nocivos, presença de problemas ósseos e neurológicos em algumas crianças e fluorose leve, moderada e severa com sério comprometimento da estética. Muita gente resiste bem a essa porção.

- 10,0 mg/dia a 20 mg/dia — quantidade tóxica. Algumas pessoas poderão ter problemas gástricos devido à formação do HF no estômago. Essa porção pode levar a moléstias ósseas como fluorose esquelética, artrite e fraturas de estresse, associadas a distúrbios de aprendizagem em infantes. Corresponde a problemas reportados pelo UNICEF em comunidades indianas e chinesas. Está ligada a problemas relatados por pessoas vivendo próximo a fábricas de cerâmica e fertilizantes e consumidores de águas insalubres no Nordeste brasileiro. A água com mais de 1,5ppm deve ser tratada com adsorção, floculação, destilação ou osmose reversa.

- 200 mg — já foi relatado, nessa dosagem, morte por intoxicação de crianças. Causa grande mal-estar gástrico devido à formação do ácido fluorídrico (HF) no estômago e consequente ferida na mucosa gástrica.

- 500 mg–2g — com 500 mg, em um consumo único, causa parada cardíaca e morte em crianças, e com doses a partir de 2g, de fluoreto de sódio, pode matar um adulto. Lavagem gástrica e consumo de água de cal Ca(OH)2, hidróxido de magnésio, ou leite, podem diminuir a absorção da substância por parte do organismo. É fundamental que o paciente seja levado a um hospital para tratamento.

O flúor e o HF devem ser manuseados com grande cuidado, devendo-se evitar totalmente qualquer contato com a pele ou com os olhos. Também não podem ser armazenados em recipientes de vidro, pois corroem.

Tanto o flúor como os íons fluoretos são altamente tóxicos. O flúor apresenta um odor acre característico, sendo detectável em concentrações tão baixas como 0,02 ppm, abaixo dos limites de exposição recomendados.

O flúor é mais tóxico que o chumbo, cuja quantidade na água potável não deve superar 0,4 partes por milhão (ppm). O nível do flúor na água potável costuma ser de 1,5 ppm.

Na Sicília foi achada uma relação entre as regiões de alta concentração de flúor na água com a ocorrência de graves doenças dentárias.

A FDA considera que o flúor é um medicamento não aprovado, para o qual não existem provas de inocuidade e de efetividade.

## - Métodos analíticos

Segundo o Standards Methodos for Water and Wasterwater, 22.ª edição, as maneiras mais usadas para se determinar flúor são por colorimetria, via SPADNS, e por íon seletivo. Como explicado anteriormente é muito importante controlar os níveis de flúor, tanto na água potável quanto nos efluentes. Segundo a portaria 2914 de 12/12/2011 do MS o nível máximo permitido para o flúor na água potável é 1,5 mg/L, por seu excesso fazer mal.

## - O que é o flúor?

O flúor é um mineral natural encontrado em toda a crosta terrestre e largamente distribuído na natureza. Alguns alimentos e abastecimento de água contêm flúor.

O flúor é geralmente adicionado à água potável para ajudar a reduzir as cáries. Na década de 1930, os pesquisadores descobriram que as pessoas que cresceram bebendo água naturalmente fluoretada tiveram até dois terços menos cáries do que as pessoas que vivem em áreas sem água fluoretada. Estudos, desde então, têm mostrado repetidamente que quando o flúor é adicionado ao suprimento de água de uma comunidade, a cárie dentária diminui. A American Dental Association, a Organização Mundial de Saúde e a Associação Médica Americana, entre muitas outras organizações, têm endossado o uso de flúor na água de abastecimento por causa do seu efeito sobre a cárie dentária.

## Como o flúor atua?

O flúor ajuda a prevenir as cáries de duas maneiras diferentes:

- Flúor se concentra nos ossos em crescimento e desenvolvimento dos dentes das crianças, ajudando a endurecer o esmalte dos dentes do bebê e de adultos antes que elas surjam.
- O flúor ajuda a endurecer o esmalte dos dentes permanentes que já surgiram.
- O flúor trabalha durante os processos de desmineralização e remineralização que ocorrem naturalmente em sua boca.
- Depois de comer, a sua saliva contém ácidos que causam a desmineralização, a dissolução do cálcio e fósforo sob a superfície do dente.
- Em outros momentos, quando a sua saliva está menos ácida, ele faz exatamente o oposto, a reposição do cálcio e fósforo que mantêm os dentes duros. Esse processo é chamado de remineralização. Quando o flúor está presente durante a remineralização, os minerais depositados são mais duros do que seria de outra maneira, ajudando a fortalecer os dentes e prevenir a dissolução durante a próxima fase de desmineralização.

### - Como faço para saber se estou recebendo o suficiente de flúor?

Se a sua água potável é fluoretada, então a escovação regular com um creme dental com flúor é considerado suficiente para adultos e crianças com dentes saudáveis, com baixo risco de cárie.

Se a água de sua comunidade não for fluoretada e não tiver o suficiente de flúor natural (uma parte por milhão é considerada ideal), então seu dentista ou pediatra pode prescrever suplementos de flúor para suas crianças tomarem diariamente. Seu dentista ou pediatra pode dizer-lhe o quanto o flúor é certo para a sua família, por isso não se esqueça de pedir o seu conselho.

Se a sua água vem de um abastecimento público de água, você pode descobrir se ela contém flúor ligando para a empresa de água local. Se a sua água vem de um poço particular, você pode tê-lo analisado por uma empresa de teste ambiental independente que fornece serviços de teste de água.

# 3

# O QUE É VACINA?

Uma **vacina** é uma preparação biológica que proporciona imunidade adquirida ativa a uma determinada doença infecciosa. As vacinas contêm agentes que se assemelham a um microrganismo causador de doenças e são frequentemente feitas de formas atenuadas ou mortas do micro-organismo, suas toxinas ou uma de suas proteínas de superfície.

## *3.1 Como Funcionam as Vacinas*

1. **Estimulação do Sistema Imunológico:** quando uma vacina é administrada, ela estimula o sistema imunológico a reconhecer o agente como uma ameaça, destruí-lo e "lembrá-lo" para que o corpo possa reconhecer e destruir rapidamente o micro-organismo quando exposto a ele no futuro.
2. **Imunidade Ativa:** as vacinas induzem uma resposta imunológica ativa sem causar a doença, preparando o corpo para se defender contra infecções futuras. Isso ajuda a prevenir a doença ou reduzir sua gravidade.
3. **Tipos de Vacinas:**

- **Vacinas Inativadas ou Mortas:** feitas de vírus ou bactérias que foram mortos ou inativados para que não possam causar doença.
- **Vacinas Atenuadas:** contêm uma forma enfraquecida do vírus ou bactéria que ainda é capaz de induzir uma resposta imunológica sem causar a doença.
- **Vacinas de Subunidade, Recombinantes, Polissacarídicas e Conjugadas:** utilizam partes específicas do patógeno, como proteínas ou açúcares, para estimular uma resposta imunológica.
- **Vacinas de Toxoides:** Feitas de toxinas (produtos químicos nocivos) produzidas por bactérias. As toxinas são inativadas para que não possam causar doenças.

- **Vacinas de RNA:** contêm um pedaço de RNA mensageiro (mRNA) que codifica uma proteína do patógeno, permitindo que as células do corpo produzam essa proteína e desencadeiem uma resposta imunológica.

### 3.2 Benefícios das Vacinas

- **Prevenção de Doenças:** as vacinas são uma das ferramentas mais eficazes para prevenir doenças infecciosas e têm contribuído para a erradicação ou controle de doenças como varíola, poliomielite, sarampo e tétano.
- **Imunidade de Rebanho:** quando uma alta porcentagem da população é vacinada, a propagação de doenças infecciosas é reduzida, proporcionando proteção também para aqueles que não podem ser vacinados, como pessoas com certas condições de saúde.
- **Redução de Morbidade e Mortalidade:** vacinas diminuem significativamente a morbidade (gravidade da doença) e mortalidade (taxa de morte) associadas a muitas doenças infecciosas.

As vacinas são um componente essencial da saúde pública e continuam a ser uma área de intensa pesquisa e inovação, especialmente na resposta a novas ameaças infecciosas.

### 3.3 A vacina ideal

A eficácia de uma vacina é avaliada pelo quão bem ela protege contra uma doença específica. Existem dois conceitos importantes relacionados a isso.

**Eficácia:** refere-se à capacidade da vacina de prevenir doenças em um ambiente controlado, como em ensaios clínicos. Por exemplo, se uma vacina tem 90% de eficácia, significa que 90 em cada 100 vacinados ficam protegidos contra a doença. No entanto, 10 desses 100 vacinados ainda podem adoecer.

**Efetividade:** representa como a vacina funciona na população em geral, em condições do mundo real. Ou seja, considera fatores como a variabilidade genética das pessoas, diferentes ambientes e exposições. A efetividade pode ser diferente da eficácia, pois leva em conta o cenário mais amplo.

Aqui estão alguns dados atualizados sobre a eficácia de algumas vacinas contra a Covid-19 no Brasil:

AstraZeneca:

Eficácia geral: 76% na prevenção de doença sintomática (após 15 dias ou mais da 2.ª dose).

Proteção contra a variante delta: 92% na prevenção de hospitalizações.

Prevenção de doença grave: 100%.

Prevenção de hospitalizações: 92%.

Prevenção de infecções: 69% a 92% (após 2 doses).

CoronaVac (Instituto Butantan):

Eficácia geral: 50,38%.

Proteção contra a variante delta: dados ainda não disponíveis na mesma extensão que para outras vacinas.

Lembrando que esses números podem mudar com base em novas pesquisas e variantes do vírus. A vacinação completa é fundamental para obter a máxima proteção.

A vacina ideal, segundo a OMS, deve ter algumas características específicas para ser considerada ideal no contexto brasileiro:

1. Alta eficácia: a vacina deve conferir proteção contra a doença grave e moderada.
2. Baixo custo de produção: isso é importante para tornar a imunização acessível.
3. Dose única: idealmente, a vacina seria administrada em dose única, embora isso possa não ser possível.
4. Termoestabilidade: a vacina deve ser estável em temperaturas entre 2°C e 8°C, pois a rede de frios do país oferece essa faixa de temperatura.

## 3.4 Flúor como vacina seria possível?

Se uma vacina apresenta cerca de 50% a 75% de eficiência dependendo de fatores relacionados com a imunidade de paciente para paciente, é como a vacina da gripe, que não causa o total desaparecimento da patologia de forma que a pessoa não precise tomar de novo, a qual pode acometer o paciente, e necessita ser readministrada anualmente com inserção de novas cepas.

Utilizando a correta administração do flúor com selante com cimento de ionômero de vidro anualmente, e obviamente associada a medidas COTIDIA-NAS, que são: o uso de fio dental, escovação dentária bem feita e utilização de bochecho com flúor antes de dormir, ainda com a fluoretação das águas realizada de forma controlada, fica quase impossível a pessoa ser acometida por cárie.

Se removermos tantas variáveis associadas e realizarmos a colocação de selante em escolares de 5 a 6 anos repetindo anualmente, a nossa prática clínica leva a crer que a cárie fica praticamente negativa. Possibilitando saúde plena, afinal a saúde começa pela boca e necessita sim ser revista a cárie como uma doença universal que precisa ser controlada.

Então a proposta deste livro se faz como um protocolo de atendimento a todos os pacientes nessa faixa etária e reavaliação nos anos anteriores, como uma medida vacinal, pois é uma doença em avanço e uma das mais prevalentes no mundo todo.

O cimento de ionômero de vidro espatulado e em fase pastosa/plástica fica em fina camada em área de cicatrículas e fissuras dentais, liberando flúor em áreas de oclusão e de contato mastigatório, sendo estas as mais fáceis de serem acometidas por cárie. Isso irá diminuir de forma drástica a incidência de cárie e até acabará se as medidas COTIDIANAS forem realizadas a contento.

### 3.5 O flúor como vacina da cárie no mundo

Sabe-se que a saúde pública no mundo é pautada por medidas geralmente restauradoras e com tratamentos extremamente caros no Mundo inteiro, em que se deveria realizar uma prevenção com medidas protetivas, pautadas em educação e na diminuição de doenças com grande acometimento e com grande poder destrutivo na saúde geral, principalmente aquelas que geram custos altos para a saúde do ser humano e para os governos do mundo inteiro, com relação prevalência x custos x incapacidade alta, como: diabetes, hipertensão, doenças cardiovasculares e a cárie dentária.

A cárie dentaria é uma doença universal com alto custo no seu tratamento, com piora de qualidade de vida, contudo com baixíssimo custo na sua prevenção, atrelada a medidas educativas e à "vacina anticárie", feita a partir de um protocolo contínuo antes dos 5 anos de idade, fase importante que precede a erupção ou o nascimento do primeiro dente permanente. E com recorrente reavaliação de 6 em 6 meses. Cuidado que deve ser realizado com a doença periodontal ou gengival também.

## 3.6 Protocolo anticárie e sua Vacina

Realizado partir de um protocolo antes dos 2 anos com nascimento de todos os molares de leite e principalmente após os 5 anos de idade, fase importante que precede a erupção ou o nascimento do primeiro dente permanente.

Obviamente a criança precisa ser acompanhada desde o nascimento com visitas semestrais ao dentista, e deve-se ensinar aos pais como seria a escovação após as refeições e cuidados necessários para que não haja proliferação de cárie.

Convencionando essa metodologia de forma proporcionalmente melhor que muitos protocolos de vacinas injetáveis, nas quais o paciente ainda pode ser acometido pela doença, como a vacina da gripe, que obviamente apresenta seu valor para a saúde de uma população inteira, porém dever-se-ia também realizar essa prevenção com baixo valor financeiro e com grande potencial resolutivo.

Onde se aplica o selante com cimento ionômero de vidro restaurador espatulado diretamente nos sulcos dentários de dentes recém-erupcionados, apresenta-se alta prevalência de cárie.

A nossa experiência clínica e acadêmica de 55 anos (Dr. João Batista) e 17 anos (Dr. Thiago Noronha) atuando em Odontologia com milhares de pacientes atendidos, desde o mais alto poder aquisitivo, possuindo avião de milhões de dólares, até o mais pobre, em alguns casos refugiado vindo de outro país, como Venezuela, Haiti, ou aquele que mora em comunidades na Amazônia, com acesso à capital Manaus somente por viagem de barco de 5 dias. Ou até mesmo pacientes do Oriente Médio, da Europa, Ásia e Estados Unidos, por estarmos em Manaus, na Zona Franca de Manaus, uma cidade fabril com empresas multinacionais (Samsung, Honda e Sony do Oriente, Bic e Essilor, que são Europeias, Procter and Gamble, que é norte-americana, e outras), isso nos dá uma vivência e amostragem mundial imensa.

Dessa forma, toda essa experiência acumulada de mais de 70 anos com pacientes literalmente do mundo todo nos faz acreditar que a cárie dentária é universal, prevalente em todas as faixas etárias e socioeconômicas, causando mazelas em todas as raças, credos e em todas as classes sociais.

Muitas vezes aumentada pela epidemia de açúcares no mundo, pela indústria alimentícia, que será o alimento para a bactéria *Streptococcus mutans* se desenvolver e destruir a estrutura dentária.

Lembrando que em países ricos o acesso ao profissional dentista é difícil também por ser caro, e isso aumenta o índice de cárie, e cáries simples viram problemas maiores com falta de dentes e criando problemas oclusais, dor de cabeça e até infecções generalizadas.

Fazendo-se mister uma atitude enérgica por meio dos governos mundiais, sendo esse o melhor método de prevenção de cárie possível. Rápido, simples e eficaz.

Muitas vezes mascarado por possíveis efeitos do flúor em síndromes, o que não é totalmente provado cientificamente, lembrando que todo tratamento proposto é realizado de forma tópica e sem ingestão direta do flúor em si, afastando qualquer possível questionamento acerca do tema.

Este artigo já foi tentado ser publicado, porém não foi conseguido por ser um método "muito simples" e que não traria grande ganho financeiro para grandes empresas.

Sendo esquecido e não avaliado de forma concreta e sólida como o real agente transformador dessa doença tão comum nos quatro cantos do mundo, que poderia sim ser evitada.

E peço para você, leitor, realizar uma autoanálise, ou seja, em você mesmo, de quantas cáries ou dentes perdidos já teve. Se a resposta for negativa peço para avaliar também a quantidade de cálculo dentário ou tártaro que possui, tendo quase certeza de que de uma dessas patologias bucais você já foi acometido, mostrando mais uma vez a importância desse tema para o mundo todo, em que qualquer medida impactará positivamente não somente em indivíduos como eu e você, e sim no mundo inteiro. Afinal a educação em saúde transforma vidas

### 3.7 O flúor como grande modificador da qualidade de vida e da Saúde Mundial

Nosso coautor, Dr. João Batista Filgueiras de Noronha, formado em Odontologia desde 1970, em 2025 fará 55 anos de atividade odontológica diária, tendo atividade clínica em consultório particular e sendo professor aposentado com mais de 35 anos de docência na Universidade Federal do Amazonas e mais 10 anos na Universidade Estadual do Amazonas.

Junto à experiência do autor, especialista em saúde pública, mestre e doutor PhD em clínicas odontológicas, além de professor e dentista em clínica particular de alto padrão, em hospital e também em serviço público, com 17 anos de experiência. Sempre corroboramos a hipótese de que o flúor muda a qualidade de vida do povo, ao passo que diminui a "mutilação" por extração dentária e suas complicações após sua remoção, em que o dente é visto como um órgão do corpo humano o qual está sendo removido radicalmente, muito provavelmente causado pela cárie dentária em 95% dos casos. E nesses 55 anos de Odontologia diária atendendo pacientes de todas as classes sociais, do rico ao classe média e indo do pobre ao paupérrimo e refugiado, atendidos em instituições de ensino por ser a última chamada pelo clamor de dor, em que a dor provocada no dente causa sim morte e é notoriamente umas das 3 dores mais profundas que o ser humano pode ter.

Atendimento o qual muitas vezes é realizado em pacientes que moram no interior do Amazonas, totalmente remoto, que às vezes necessita de 5 dias para chegar de barco no local de atendimento (Noronha, Moneiro, 2024)

Vimos nesses últimos anos que o único agente de transformação da saúde bucal é o flúor em suas diversas maneiras, sendo a mais eficaz a fluoretação das águas aliada a selamento de superfície oclusal (onde nos alimentamos) com cimento de ionômero de vidro tipo R.

Atitude simples, eficaz e barata que deve ser realizada aos 6 anos quando há erupção ou "nascimento" do primeiro molar permanente superior e inferior.

Senso obviamente reposto de 6 em 6 meses, quando houver a queda desse produto que se une ao dente de forma extremamente simples e com eficácia fantástica.

Nesses quase 55 anos de experiência essa sem dúvidas foi a melhor forma de diminuir a incidência de cárie. Levando ao tão sonhado índice zero de cárie, de forma repetitiva, sendo incrível no aspecto que a criança se tornará um adulto sem cárie.

De forma totalmente clínica, no dia a dia da prática odontológica em sua essência, revendo pacientes e acompanhando por anos e décadas em nossa prática clínica. Mesmo em pacientes com Síndrome de Down ou Autismo, neste zeramos a atividade de cárie, sem viés acadêmico deturpado, pelo simples e mero quesito de poder econômico.

Proposta diversas vezes feita a políticos, porém nunca levada em consideração por ser muito simples, com eficácia fantástica e barata. Obviamente tratada dessa forma por interesses escusos.

Essa medida diminuiria os problemas na cavidade oral drasticamente, diminuindo custos com Saúde Pública, tratamentos odontológicos e médicos em geral. Profissionais médicos muitas vezes desconhecem os perigos de infecções bucais por não conhecerem a cavidade bucal, de modo que em vários cursos de Medicina e outras ciências médicas não lhe foi ensinado o básico para que saiba indicar o tratamento com o dentista, e isso faz com que o paciente não vá ao dentista, sentindo muita dor ou muitas vezes até falecendo de endocardite bacteriana ou sepse em um hospital, com laudos de necropsia indefinidos em alguns casos.

Como o caso notório que o jogador de futebol, o astro Ronaldo Fenômeno, Ronaldo Nazário, ganhador de duas copas do mundo pelo Brasil, apresentava uma infecção na boca a qual diminuía seu potencial de performance técnica e atlética. E ao ir com 16 anos para o time Cruzeiro do Estado de Minas Gerais, no Brasil, foi descoberta a infecção e tratada, depois disso se tornou o grande jogador atingindo o seu potencial máximo e tornou-se um dos maiores jogadores de futebol do mundo. Ou seja, dor e infecção não combinam com desempenho físico de elite e nem com atividades intelectuais ou cognitivas.

Sendo o efeito cascata que poderia ser sim amenizado por uma medida simples, como é a do cimento de ionômero de vidro tipo restaurador em crianças, que fecha a superfície e ainda libera flúor continuamente, deixando o dente mais "forte" e menos propenso a cárie. Entre outras possibilidades como fluoretação de águas.

A parcela de crianças no mundo que tem maturidade de escovar os dentes aos 5 ou 6 anos, que entende que alimento com açúcar vai destruir sua boca com cárie, caso não haja a escovação com flúor, é ínfima. Então esse procedimento de selante rápido irá refletir na sua vida toda causando a prevenção.

Essa informação tem cunho generalista e universal, obviamente maior para a classe odontológica geral, especificamente para saúde pública como um todo, porém também para toda a população mundial que irá sim se beneficiar de algo por anos, portanto a nossa indicação contumaz é a aplicação desse produto em todas as crianças do mundo e reaplicação quando houver necessidade, por falta dele na superfície oclusal ou de mastigação, até no mínimo a pessoa poder escovar os dentes de forma realmente eficaz.

Obviamente isso previne, mas fio dental e possível bochecho com flúor antes de dormir sem ingestão dele irá sim levar esse paciente ao tão sonhado e quase utópico "cárie zero".

# 4

# REVISÃO DE LITERATURA

A Política Nacional de Saúde Bucal do Brasil tem como eixos orientadores: ações de promoção e proteção à saúde, incluindo a fluoretação das águas, educação em saúde, higiene bucal supervisionada, aplicações tópicas de flúor e recuperação e reabilitação da saúde bucal (Brasil, 2009).

A promoção de saúde bucal está inserida num conceito amplo de saúde que transcende a Odontologia, unindo a saúde bucal às demais práticas de saúde coletiva. Dessa forma, significa a elaboração de políticas públicas saudáveis, o desenvolvimento de estratégias direcionadas a toda a comunidade, como políticas que possam produzir oportunidades de acesso à água tratada, incentivando a fluoretação das águas, o uso de dentifrício fluoretado e assegurando a disponibilidade de cuidados odontológicos básicos apropriados. Ações de promoção da saúde incluem também trabalhar com abordagens sobre os fatores de risco ou de proteção simultâneos, tanto para doenças da cavidade bucal quanto para outros agravos (diabetes, hipertensão, obesidade, trauma e câncer), tais como: políticas de alimentação saudável para reduzir o consumo de açúcares, abordagem comunitária para aumentar o cuidado da própria pessoa com a higiene corporal e bucal, política de eliminação do tabagismo e de redução de acidentes (Brasil, 1998; Brasil, 2004).

Ao se identificar os principais grupos de ações para promoção, proteção e recuperação da saúde, é necessário analisar e conhecer as características do perfil epidemiológico da população, não só em termos de doenças com maior prevalência, como das condições socioeconômicas da comunidade, seus hábitos, estilos de vida e suas necessidades de saúde, incluindo por extensão a infraestrutura de serviços disponíveis (Brasil, 2004).

O modelo da prática odontológica no Brasil foi idealizado e direcionado para crianças de 6 a 12 anos de idade, gestantes e bebês, privilegiando a atenção individual e curativa. As ações públicas oferecidas à população adulta são geralmente centradas na assistência reparadora de urgência e não sofreram alterações significativas após a implementação do Sistema Único de Saúde (SUS), em 1990. Como consequência desse tipo de serviço ofertado à população economicamente ativa observa-se um agravamento das condições de saúde bucal e, consequentemente, o aumento da prevalência das dores de origem odontogênica. Refletindo diretamente no absenteísmo, estando o trabalhador impossibilitado de exercer sua atividade, o que causará diminuição da produção e do lucro, o que vai contra a política econômica de qualquer empresa, seja esta pública ou privada (Lacerda *et al.*, 2008).

A prevalência de episódios dolorosos provenientes da cavidade oral tem se apresentado de forma elevada e crescente nos últimos tempos. No recente levantamento nacional sobre as condições de saúde bucal observou-se que 33,7% da população entre 15 e 74 anos de idade relatou ter sentido dor nos seis meses anteriores à pesquisa, sendo que, destes, cerca de 9% afirmaram ter sentido dor intensa. Sendo que a dor de dente é vivenciada como dificuldade enfrentada pelas populações e pelos indivíduos, que não encontram nos serviços de saúde meios apropriados para o cuidado à saúde bucal (Lacerda *et al.*, 2008).

Midorikawa (2000) relata que próximo a 25% do absenteísmo por doenças não ocupacionais está diretamente relacionado às condições orais. A dor de dente está em terceiro lugar entre as causas de falta ao trabalho, perdendo apenas para dor de estômago e a dor de cabeça. A presença precária no trabalho por motivos de saúde, além de interferir diretamente na produtividade, pode, por razões relacionadas à dor e à falta de concentração, levar a depressão, ansiedade e irritabilidade, aumentando o risco da ocorrência de erros técnicos, conflitos interpessoais e acidentes de trabalho.

A cárie dentária pode ser definida como um processo de dissolução do esmalte ou de dentina, causada por ação bacteriana na superfície do dente e mediada por um fluxo físico-químico de íons dissolvidos em água. É produto direto da variação contínua do pH da cavidade bucal, sendo o resultado de sucessivos ciclos de desmineralização e de remineralização (DES x RE) de minerais presentes na saliva, como o cálcio e o fosfato, sobre a superfície dentária, sendo que a perda do equilíbrio "DES X RE" ocorre quando o pH fica abaixo de 5,5 ou 4,5 quando na presença de flúor (Soares & Valença, 2003).

A cárie dentária é decorrente do acúmulo de bactérias sobre os dentes e da exposição frequente aos açúcares fermentáveis. Dessa forma, quando o açúcar é ingerido, as bactérias presentes na placa (biofilme) dental produzem ácidos que desmineralizam (dissolvem) a estrutura mineral dos dentes durante o tempo que o pH fica baixo (<6,7 para dentina e <5,5 para esmalte). Após certo tempo de exposição ao açúcar, o pH se eleva a valores acima dos críticos para o esmalte-dentina e a saliva tende a repor os minerais dissolvidos, por meio de um fenômeno denominado remineralização (Brasil, 2009; Kwon *et al.*, 2010).

Os minerais da estrutura do esmalte-dentina são dissolvidos por ácidos e o mineral fluorapatita (FA) é menos solúvel do que a hidroxiapatita (HA), acreditava-se no passado que, uma vez incorporada à estrutura dentária, a FA tornaria o dente menos solúvel aos ácidos produzidos no biofilme (placa) dental. Contudo, a concentração de F encontrada no esmalte formado quando da exposição a F não chega a ter 10% de FA, valor que não diminui significantemente a solubilidade do dente aos ácidos de origem bacteriana. Assim, o F incorporado sistemicamente no mineral dental tem um efeito muito limitado no controle da cárie (Brasil, 2009).

Entretanto, sendo a FA um mineral menos solúvel, ela tem maior tendência de se precipitar no esmalte e dentina do que a HA durante os fenômenos de desmineralização e remineralização. Dessa forma, mesmo que a queda de pH gerada no biofilme dental pela exposição aos carboidratos favoreça a dissolução da HA, havendo íon flúor presente no meio ambiente bucal (fluído do biofilme dental, saliva), a FA ainda terá a tendência de se precipitar. Consequentemente, numa certa faixa de pH, haverá dissolução de HA e, concomitante, precipitação de FA, contrabalanceando a perda mineral líquida da estrutura dental e, consequentemente, retardando o desenvolvimento de lesões de cárie. Assim, 5,5 deve ser considerado o pH crítico para o esmalte de um indivíduo ou população não exposta diariamente a nenhuma das formas de fluoretos. Quando exposto ao F, o pH crítico cai para 4,5 e, assim, entre esse valor e 5,5, ao mesmo tempo que o dente perde minerais na forma de HA, uma certa quantidade dos íons cálcios e fosfatos dissolvidos retorna ao dente na forma de FA (Brasil, 2009).

O resultado líquido desse fenômeno físico-químico da simples presença de F no meio é uma redução da desmineralização do esmalte-dentina. Adicionalmente, quando o pH do biofilme retorna à neutralidade, o F presente no meio ativa a capacidade remineralizante da saliva e o esmalte-dentina tem uma maior reparação dos minerais perdidos que teriam na ausência de F, ou seja, há uma potencialização do efeito remineralizador da saliva. Embora pareça pouco importante, a presença de F constantemente na cavidade bucal para interagir nesses eventos físico-químicos de des e remineralização que ocorrem diariamente na superfície dentária, garantindo a saturação do meio ambiente com os íons que compõem a fluorapatita, é o principal mecanismo de sua ação na prevenção da cárie (Brasil, 2009).

O flúor é utilizado com a finalidade de prevenir o aparecimento de lesões cariosas, no entanto os compostos fluoretados devem ser analisados sempre como um coadjuvante, o qual aliado a uma boa escovação e a uma dieta correta irá contribuir imensamente para a melhoria da saúde bucal, contudo se houver bons hábitos de higiene e dietéticos, mesmo não sendo exposto ao flúor, a doença não se desenvolverá, esse fato evidencia a grande importância de uma boa técnica de escovação para a manutenção da saúde oral. No Brasil, os dentifrícios fluoretados passaram a ser comercializados, em escala populacional, a partir de 1989. Atualmente, o Brasil é o terceiro país em consumo per capita de dentifrícios, atrás apenas dos Estados Unidos e Japão (Fjerskov et al., 1994; Cury et al., 2004).

A remineralização das estruturas dentárias e até mesmo a possibilidade de inibir o metabolismo citoplasmático das bactérias envolvidas com a placa dental. Na forma de fluoreto de cálcio, esse íon se torna um importante reservatório biológico armazenado na superfície do esmalte, estratégia adotada, clinicamente, para assegurar o seu efeito tópico, desde que se mantenha a administração prescrita (Felix et al., 2004).

O uso frequente e repetido de baixa concentração de flúor promove níveis salivares de flúor, o qual é a melhor forma de prevenir a cárie. Níveis de 1 a 10 ppm de flúor reduzem a solubilidade do esmalte e aumentam a remineralização, que facilita a precipitação dos minerais na superfície do esmalte (Bijella et al., 2005).

A condição mínima para que os produtos comerciais tenham potencial anticárie é a presença de uma concentração significativa de flúor solúvel na constituição deles. Por exemplo, com o emprego de uma solução a 0,025% de fluoreto de sódio neutro prescrita para bochechos diários, durante 30 segundos, pode-se atingir um grau de proteção ótimo, com uma ingestão aceitável de baixos níveis de flúor (Felix et al., 2004).

É importante ressaltar que os diferentes veículos de administração desse íon, devam ser considerados como agentes farmacológicos essenciais à prevenção da cárie dental, não significando que possam substituir os benefícios assegurados pela terapia mecânica e a atividade antiplaca dos antissépticos (Felix et al., 2004).

## 4.1 Tipos de produtos fluoretados

### 4.1.1 Colutórios Fluoretados

Os agentes químicos, sendo utilizados como antissépticos na cavidade bucal, datam de 1865, quando eram usados agentes fenólicos com óleos de essências como enxaguatórios. Atualmente, há no mercado inúmeros tipos de bochechos, como: o Listerine, que é uma combinação de fenol, essências de óleos, timol, mentol e mentilsalisicato, misturados em um veículo hidroalcóolico, usado na redução e controle da placa bacteriana. Outros produtos, como o Cepacol, que possuem como concentrado básico o cloreto de cetilpiridínio (CCP), também possuem o efeito antiplaca. Preparados como base em iodo e cloro são frequentemente usados pelos clínicos como irrigantes. Eles são ativos contra os micro-organismos e podem reduzir a placa subgengival (Oliveira, 1996).

Os colutórios fluoretados são soluções que auxiliam a higienização da cavidade oral. A sua eficácia está condicionada ao uso contínuo, quando a solução de fluoreto de sódio a 0,2%, por exemplo, é utilizada. São indicadas apenas a partir dos 6 anos de idade e não requerem profilaxia prévia (Chedid, 1999).

Os bochechos fluoretados atuam assegurando uma máxima exposição tópica, enquanto minimizam o risco de fluorose dental, pois pouco fluoreto é ingerido. É importante utilizar esse método em diferentes horas do dia para maximizar a eficácia total. Essas substâncias não são recomendadas a menores de 6 anos e são indicadas na prevenção às cáries em pacientes com alto risco de cárie. O seu uso se faz com o bochecho de 10 ml da solução, sendo mantida na boca por um minuto (Rouxel *et al.*, 2008).

Frequentemente, se associa a aplicação de fluoreto na forma de enxaguatórios às substâncias antissépticas, entre as quais o cloreto de cetilpiridínio, o triclosan gantrez ou o digluconato de clorexidina (Félix *et al.*, 2004).

O uso do bochecho com solução de fluoreto de sódio (NaF) mostra resultados positivos na prevenção da cárie dentária. As soluções recomendadas para a técnica são o fluoreto de sódio a 0,05% (227 ppm de flúor) para bochechos diários e a 0,2% (909 ppm de flúor) para bochechos semanais. Identifica-se um método vantajoso na redução da incidência da cárie dentária, reforço na capacidade de resistência do esmalte (ação remineralizadora e cariostática) e inibição enzimática das bactérias da placa (Amarante, 1983; Rouxel *et al.*, 2008).

O método permite continuidade da aplicação e exercício da educação preventiva, sendo assim é abrangente e seletivo, além de ter um custo reduzido, por isso muitas vezes é escolhido como forma de prevenção em Saúde Pública. Os bochechos são indicados, como ação de cobertura universal principalmente, para municípios que não contam com o serviço de fluoretação das águas de abastecimento público e sejam justificados pela prevalência de cárie da população-alvo. É também de fácil e segura aplicação, mas deve ser recomendado após avaliação profissional de sua real necessidade, não sendo indicados para crianças menores de 6 anos (Amarante, 1983; Rouxel *et al.*, 2008).

Alguns cuidados devem ser tomados com relação à fluorose, quando se realiza bochechos diários, pois, embora a concentração de flúor seja reduzida, a ingestão constante do produto pode significar algum risco, principalmente se usado em crianças menores de 6 anos, pelo fato de estas não terem controle de seus reflexos. O uso de bochechos semanais é seguro e não representa risco quanto à ocorrência da fluorose. No entanto, a ingestão da solução de bochecho diário ou semanal pode representar algum problema em relação à intoxicação aguda, se ingerido mais do que a dose provavelmente tóxica, que é de 5 mgF/Kg. Nesse caso, problemas gastrointestinais (náusea, vômitos), cardiovasculares (hipotensão) e neurológicos (parestesia) podem ocorrer. Todo o cuidado quanto à letalidade deve ser tomado na manipulação dos produtos usados (sais, sachês, soluções concentradas) para o preparo das soluções que, além da rotulação, devem ser mantidas longe do alcance de crianças. Em caso de acidente ministrar cálcio oral, se necessário induzir vômitos com eméticos e proceder à internação para controle (Frazão et al., 2004; Nunes et al., 2004).

### 4.1.2 Flúor tópico

O Brasil, a partir da década de 80, inseriu o flúor gel em alguns programas escolares como agente preventivo, com sua aplicação por meio de moldeiras. Entretanto, por questões técnicas, como a não distribuição do material necessário, falta de apoio profissional e de acompanhamento a longo prazo, questiona-se a sua efetividade. Sendo que, após a década de 80, foi implantada em diversos municípios a fluorterapia intensiva, em que, além das atividades de educação em saúde, utilizava-se o flúor gel por meio da escovação e bochechos com flúor em sessões intensivas e de manutenção (Cangassu & Costa, 2001).

Os produtos utilizados para aplicações pelos cirurgiões-dentistas são os géis e os vernizes (existe também a apresentação em mousse). Os géis fluorados contêm de 0,9 a 1,23% de flúor (9.000 a 12.300 ppm F). Nos vernizes são encontrados 22.600 ppm F. Sendo produtos com alta concentração de flúor e que devem ser manipulados por profissionais qualificados, uma vez que o seu emprego é indicado nos procedimentos de fluorterapia intensiva, preconizados para indivíduos de médio e alto risco de cárie (Barros et al., 2008).

A aplicação tópica de flúor profissional é uma forma alternativa com a finalidade de compensar o não autouso de flúor ou deficiência de medidas preventivas pelo paciente, sendo extremamente recomendada para aqueles indivíduos com maior atividade da doença (Barros et al., 2008).

Há evidências de que a efetividade do flúor fosfato acidulado varia de 20-30% a 30-50% na redução da prevalência da doença cárie. Entretanto, sua utilização indiscriminada, principalmente por jovens, pode levar à toxicidade que deve ser evitada (Barros *et al.*, 2008).

As situações em que o gel fluoretado é empregado para a aplicação em massa, indiscriminadamente, geralmente uma vez por semestre e sem profilaxia prévia, deve ocorrer quando os indivíduos não estão expostos ao flúor por outros veículos, ou essa exposição é mínima, ou em casos com a prevalência de cárie muito alta. Nesses casos, a condição individual praticamente não é levada em conta na definição da estratégia (Cangassu & Costa, 2001).

Os dentistas aplicam, na clínica odontológica, produtos com flúor para prevenção da cárie. Há diversas formas de se aplicar o flúor tópico como gel, verniz e espuma. O mais comum é o gel, o qual possui flúor fosfato acidulado (FFA), que contém 1,23% ou 12,300 partes por milhão (ppm) de íon flúor e 2% de fluoreto de sódio (NaF), constituído por 0,90% ou 9,050 ppm de íon flúor. Vernizes com flúor costumam conter 5% de NaF, que é equivalente a 2.26% ou 22,600 ppm de íon flúor. Em 1990, a espuma com flúor foi introduzida na prática odontológica. Sendo essas espumas indicadas também para hipersensibilidade dentinária com a exposição de superfícies radiculares ou como verniz cavitário pelo FDA (U.S. Food and Drug Administration), sendo que evidências indicam sua efetividade na prevenção de cáries (American Dental Association Council On Scientific Affairs, 2006; Barros *et al.*, 2008).

As recomendações clínicas para o flúor tópico são analisadas e predefinidas pela idade e também pelo risco de cárie. Crianças com seis anos ou menos, sem risco de cárie, podem não receber benefício adicional com aplicação tópica, pois água fluoretada e pasta fluoretada podem prover adequada prevenção de cáries. Pacientes com risco moderado necessitam da aplicação de verniz fluoretado com intervalo de seis meses, já a aplicação de gel é contraindicada por conter mais flúor do que o verniz, sendo assim é mais fácil de ser deglutido e também leva menos tempo e desconforto, principalmente em crianças na idade de pré-escola. Pacientes com alto risco de cárie devem ter intervalo de aplicação de verniz fluoretado entre três até seis meses (Cury *et al.*, 2007).

Os pacientes com baixo risco de cárie de 6 até 18 anos podem também não ter eficiência quando aplicado o flúor, pelo mesmo motivo anterior, o qual relaciona o fato de já terem o aporte do flúor com água fluoretada e dentifrício fluoretado. Em casos de risco moderado devem receber o gel ou flúor fluoretado com intervalos de 6 meses. Com alto risco de cárie precisam de aplicações de

3 a 6 meses, sendo as de 3 em 3 meses mais eficazes. Sendo que para pessoas com mais de 18 anos a recomendação é idêntica a essa apresentada. Em todas as idades a aplicação de flúor deve ser de 4 minutos, pois a duração de apenas 1 minuto não é corroborada (Cury *et al.*, 2007).

O uso de flúor tópico é estratificado e recomendado baseado na idade e risco de cárie, indicando o uso periódico de flúor tópico para crianças e adultos, os quais têm risco moderado a alto risco de desenvolver cáries. Dessa forma o dentista sabendo a história de saúde e vulnerabilidade do paciente para desenvolver uma doença oral está na melhor posição para realizar um tratamento correto para cada paciente, obviamente essa escolha tem que ter o consenso do profissional e das preferências do paciente (Cury *et al.*, 2007).

Porém, quando houver baixa prevalência de cárie e alta exposição ao flúor, a aplicação indiscriminada de gel fluorado não é mais indicada. Mas seu uso continua válido, desde que restrito aos indivíduos que, efetivamente, dele necessitam. Sua aplicação pode ser realizada em ambiente clínico ou em espaços coletivos. Existem várias técnicas descritas para cada ambiente, entre as quais destacamos a do cotonete, a da gaze, a da moldeira e a da escova dentária. A finalidade é sempre a mesma, a aplicação de gel fluorado, e qualquer técnica, para ser efetiva, deve ser realizada de maneira adequada, respeitando-se os passos inerentes a cada uma (Cury *et al.*, 2007). Sendo a técnica da escova dentária a mais comumente empregada nas ações coletivas, é oportuno descrevê-la em linhas gerais.

*Técnica de Aplicação de Gel Fluorado com Escova Dentária*: deve-se colocar no centro da ponta ativa de uma escova dentária, utilizando-se a técnica transversal, uma pequena quantidade de gel, equivalente a um grão de ervilha pequeno (menos que 0,5g). Durante cerca de 30 segundos, fricciona-se a ponta da escova contendo o gel sobre as superfícies dentárias de um hemiarco, exercendo leve pressão nas proximais e oclusais. Iniciar pelo hemiarco superior direito e, em sentido horário, repetir o procedimento de modo a atingir os quatro hemiarcos, perfazendo um total de 2 minutos de exposição ao gel. Orientar a criança para não engolir em nenhuma hipótese (Cury *et al.*, 2007).

O intuito dessa atividade é apenas aplicar flúor, portanto não é para escovar os dentes. Assim, quem aplica o flúor não é a criança, mas o agente da ação. Recomenda-se que este não chame mais do que 6 crianças ao mesmo tempo para fazer a aplicação de gel fluorado, de forma a facilitar o fluxo. É da maior importância que esse número não seja excedido, uma vez que o teor de flúor presente em géis é muito elevado, sendo necessário absoluto controle sobre o uso do produto em crianças, de modo que não se escovará os dentes e sim fará a aplicação do flúor com as cerdas da escova. Recomenda-se enfaticamente que não se deve permitir que a criança, ou mesmo um adulto não qualificado, manipule gel fluorado (Cury *et al.*, 2007).

*Técnica de Aplicação de Verniz Fluorado*: embora a quantidade de flúor reagente nos vernizes fluoretados seja de aproximadamente 23.000 ppm F, sua adesividade permite que ele seja aplicado apenas nas áreas de maior risco, minimizando a exposição a uma alta quantidade de flúor. Por esse motivo, é o veículo de flúor mais indicado para bebês de alto risco de cárie (e para outros indivíduos também). A aplicação desse verniz é feita em ambiente clínico, com o auxílio de pincéis, e não se tem descrições de técnicas de aplicação em ambientes coletivos (Cury *et al.*, 2007).

Contudo, se considerou pouco satisfatória e duvidosa a indicação de que, aos 18 anos de idade, os adolescentes considerem-se pouco aptos a manter sua própria saúde bucal, por limitações econômicas e de fragilidades nas atividades de educação em saúde bucal (Cangassu & Costa, 2001).

### 4.1.3 Água fluoretada

A adição mundial do flúor na água de abastecimento público começou na primeira metade do século XX, quando o dentista norte-americano Frederick McKay comprovou a atividade do íon flúor, na concentração ideal e segura, na prevenção da doença cárie.

A fluoretação da água de abastecimento público (FAAP) é uma das medidas de prevenção e controle da cárie dental de maior abrangência, pois apresenta um grande alcance populacional e é o mais seguro, efetivo, simples e econômico método de prevenção da cárie dental, reduzindo a prevalência dessa doença em pessoas de diferentes níveis sociais. A adoção dessa medida tem sido uma recomendação insistentemente reiterada pelas organizações internacionais e nacionais do setor de saúde (Basting *et al.*, 1997; Ramires & Buzalaf, 2007).

No Brasil, a fluoretação das águas de abastecimento começou em 1953 na cidade de Baixo Guandu em Espírito Santo, esse sistema de abastecimento era operado pela fundação **SESP do Ministério da Saúde,** por meio da concentração regular do íon flúor na água de abastecimento público, e conseguiu uma redução em torno de 60% da atividade da doença cárie. Após isso um grande número de estudos desenvolvidos em países distintos corrobora que a dosagem ideal de flúor na água de consumo está entre 0,7 e 1,2 mg/litro ou partes por milhão de flúor, sendo sempre adicionada de forma controlada, objetivando alcançar concentrações que proporcionem sua ação eficaz contra a cárie (Cardoso et al., 2003; Bleicher & Frota, 2006; Lodi et al., 2006).

O país pioneiro na fluoretação das águas foi os EUA, no ano de 1945, logo depois foi a Suécia e Alemanha Ocidental em 1952. No Brasil, a fluoretação da água está prevista em lei federal, desde 1974, pela lei federal número 6050, que estabelece a obrigatoriedade da fluoretação e determina que projetos direcionados para a construção ou ampliação dos sistemas de abastecimento, onde existe uma estação de tratamento, devem incluir disposições e planos sobre a fluoretação da água. Existindo o suporte de programas nacionais de financiamento e tendo o apoio de gerações de sanitaristas envolvidas em sua defesa. No entanto, só alcança, ainda, pouco mais do que a metade da população (Bleicher & Frota, 2006; Lodi et al., 2006).

A água fluoretada no abastecimento público associa dois pontos positivos: a água tratada e o impacto epidemiológico na redução da prevalência e severidade da cárie dentária. Estudos demonstram que, de modo não isolado, a exposição a outras fontes de flúor (como o dentifrício) e o acesso à água de abastecimento público fluoretada garantem, em média, uma diminuição de 50 a 60% na severidade das lesões de cárie, medidas pelo índice CPO-D. Revelando assim que os benefícios alcançados de longe superam os riscos da fluorose, seu principal efeito colateral. Entretanto, a associação de diversas formas de uso do flúor tem sido apontada como uma das principais causas de incidência de fluorose (Silva & Maltz, 2001; Menezes et al., 2002).

A fluoretação da água de consumo público foi vista como a medida de saúde pública mais próxima do ideal no controle da cárie dentária, pois os benefícios podem transcender todas as raças, etnias e diferenças socioeconômicas e religiosas. Por esse motivo, a fluoretação de águas é considerada um dos mais importantes fatores responsáveis pelo declínio da cárie dentária durante a segunda metade do século XX, inclusive apresentando a melhor relação custo-benefício de todos os métodos preventivos. No Brasil, a adição de flúor na água encanada custa aproximadamente R$ 1,00 (um Real) por habitante ao ano (Programa Brasil Sorridente. Informativo 2004; fev./mar.), aspecto que concorre para que os custos com serviços dentários sejam consideravelmente reduzidos após a implantação dessa medida. Todavia, para que haja uma redução da cárie dentária é necessário que a fluoretação seja contínua e sem interrupções. A permanência dos níveis de flúor é necessária devido à ação desse íon nos processos de desmineralização e remineralização que ocorrem constantemente na cavidade bucal, já que o efeito da atividade anticariogênica da água fluoretada resulta principalmente da ação tópica do flúor (Rina, 1993; Garcia, 1989; Marthaler, 2003).

O heterocontrole é a vigilância sanitária das concentrações de flúor realizada por qualquer órgão ou instituição, pública ou privada, que não seja a empresa responsável pelo tratamento e adição do flúor na água. Nesse sentido, o heterocontrole tem sido motivado para garantir a eficácia da fluoretação das águas no controle da cárie dentária, bem como para prevenir episódios de fluorose dentária (Schneider et al., 1992; Pelletier, 2004).

No Brasil, uma das razões que justificam plenamente a adoção da fluoretação das águas é que, além de ser economicamente justificável, a medida beneficia mais aos que mais necessitam dela, pois seu impacto preventivo é maior exatamente nas faixas populacionais de piores condições socioeconômicas. Assim sendo, não fluoretar a água no Brasil ou interromper sua continuidade deve ser considerado uma atitude juridicamente ilegal (Lei n.º. 6.050/74), cientificamente insustentável e socialmente injusta (Brasil, 2015).

Em 2004, o governo federal relatou que 40 milhões de brasileiros foram beneficiados com a fluoretação das águas (Programa Brasil Sorridente. Informativo 2004; fev./mar.) e as diretrizes de saúde bucal do Brasil apontavam para a fluoretação das águas de abastecimento como prioridade governamental, por meio do Programa Brasil Sorridente – subcomponente fluoretação das águas (Brasil, 2015).

O acesso à água de abastecimento público fluoretada deve ser universal. Porém, há situações em que isso não acontece, seja em comunidades rurais ou mesmo em alguns núcleos urbanos. A fluoretação das águas vem sendo realizada de forma complementar ao processo de tratamento das águas destinadas ao abastecimento público em diversos municípios do país. Esta é utilizada com o objetivo de reduzir a cárie dental nas populações, é praticada em 45,7% dos municípios brasileiros. Os maiores índices de aplicação do procedimento estão nas Regiões Sudeste e Sul, nas quais 70% dos respectivos municípios distribuem, sistematicamente, água fluoretada. No entanto apenas 7,82% de todos os municípios da Região Norte adicionam flúor na água, evidenciando a grande disparidade existente no território nacional (Gráfico 1) (IBGE, 2000).

| UF/Região | Total de municípios | Total de municípios com rede de distribuição de águas | Total de municípios que adicionam flúor na água distribuída | % de municípios que adicionam flúor na água distribuída |
|---|---|---|---|---|
| NORTE | 449 | 422 | 33 | 7,82 |
| NORDESTE | 1.787 | 1.722 | 285 | 16,55 |
| SUDESTE | 1.666 | 1.666 | 1.167 | 70,05 |
| SUL | 1.159 | 1.142 | 799 | 69,96 |
| C. OESTE | 446 | 439 | 182 | 41,46 |
| BRASIL | 5.507 | 5.391 | 2.466 | 45,74 |

Tabela 1. Total de municípios brasileiros, municípios brasileiros com rede de distribuição de água, municípios brasileiros que adicionam flúor na rede de distribuição por região geográfica
Fonte: IBGE, 2000

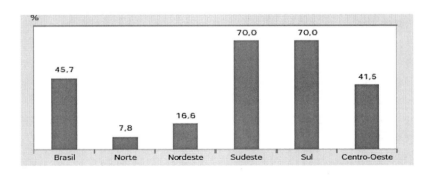

Gráfico 1. Proporção dos municípios abastecidos com água fluoretada, segundo as Grandes Regiões
Fonte: IBGE, 2000

### 4.1.4 Creme dental fluoretado

O flúor dos dentifrícios fluoretados mantém o equilíbrio mineral dos dentes, interferindo na iniciação e progressão da lesão de cárie. Além disso, ativa a capacidade remineralizante da saliva, controlada pelo efeito de limpeza (escovação, remoção da placa bacteriana, ação da saliva) e ação do flúor (efeito remineralizante e preventivo) (Rouxel et al., 2008).

O creme dental fluoretado é um meio eficiente de prevenção da cárie e também é o método mais utilizado para autoaplicação tópica de fluoretos, havendo a possibilidade de ser aplicado em programas preventivos em comunidades e escolas. Devido à etiologia multifatorial da cárie, a escovação com o dentifrício causa a liberação de fluoretos e também a desorganização do biofilme, sendo assim esse método passou a ser considerado como de escolha para a prevenção dessa doença. Há diversos fatores que determinam a eficácia do dentifrício, como: a concentração do fluoreto, a quantidade de pasta na escova, frequência da escovação, horário da escovação, entre outros (Rouxel et al., 2008; Tenuta et al., 2010).

O mercado disponibiliza dentifrícios convencionais com 1000 a 1100 ppm de flúor na sua composição e os de alta concentração com 1450 a 1500 ppm, que apresentam indicação particularizada. E foi lançado no Brasil, há pouco tempo, um dentifrício fluoretado para bebês que contém uma concentração de flúor reduzida (500 ppm) (Chedid, 1999).

Porém, independentemente da necessidade, controle de tártaro, clareamento, hálito fresco, entre outros, os especialistas são unânimes ao dizer que o fluoreto é um dos princípios fundamentais do produto. De acordo com a Academy of General Dentistry (ADA), dos Estados Unidos, escovar os dentes com pastas com fluoreto duas vezes ao dia é o suficiente para reduzir o aparecimento de cáries em 40%.

O seu uso diário é um dos maiores responsáveis pela redução dos níveis de cárie dentária, devido à ação tópica do flúor na cavidade bucal. Pela Portaria SNVS n.º 71, de 29/05/1996 – que teve alguns anexos revogados pela Resolução n.º 79, de 28/08/2000 –, não há obrigatoriedade de os dentifrícios comercializados conterem flúor, mas, se tiverem, devem obedecer às recomendações em relação ao tipo e às características do composto de flúor. Os dentifrícios também são utilizados nas ações coletivas como veículo para flúor tópico durante a escovação supervisionada. Essa atividade deve ser realizada no mínimo trimestralmente, em todas as pessoas, seja qual for o grupo de risco em que estejam incluídas (Chedid, 1999).

É muito importante saber a quantidade correta de dentifrício a ser utilizada em cada escovação. Para bebês com menos de 3 anos de idade, recomenda-se o uso de dentifrícios sem flúor, que podem ser manipulados em farmácias, ou a utilização de dentifrícios com flúor em quantidades muito pequenas e cuidadosas. Se optar pela utilização do dentifrício com flúor, deve-se fazer o preenchimento de um terço da escova modificada para bebês, a técnica da tampa, quantidade depositada na tampa após pressão do tubo fechado ou o equivalente a um grão de alpiste (Chedid, 1999).

A quantidade de pasta para crianças em idade pré-escolar deve ser equivalente a uma ervilha, utilizando-se a técnica transversal, ou 0,5 g por escovação. Após os 8 anos de idade, pode-se utilizar a técnica longitudinal, sendo 1 g por escovação (Villena, Ando, 1995).

Dentifrícios abaixo de 600 ppm são indicados para crianças menores de 7 anos, que apresentam baixo risco de cárie, residentes em municípios com água fluoretada (Rouxel *et al.*, 2008).

Em crianças com alto risco de cavitação, a escovação precisa ser supervisionada por adultos. Concentrações de 1000 ppm até 1500 ppm podem ser utilizadas em indivíduos acima de 6 anos (Rouxel *et al.*, 2008).

As crianças com idade de 2 a 4 anos deglutem, em média, 50% do dentifrício utilizado na escovação. Para crianças de 5 a 7 anos, esse percentual é inferior a 25%. Isso é um comprovado fator de risco para fluorose dentária. Para prevenir o problema, pais ou responsáveis devem ser orientados para supervisionar as escovações domésticas ou as realizadas em ações coletivas, pelo menos até os 7 anos de idade, para instruir a criança para que não engula a espuma da escovação, e para colocar na escova pequena quantidade de pasta. A técnica recomendada para uso é a transversal (Albuquerque *et al.*, 2003).

A ABO, assim como o Ministério da Saúde, recomenda o uso de creme dental convencional com flúor a partir da erupção dos primeiros molares decíduos (em torno de 14 meses), na quantidade equivalente a um grão de arroz cru, e deve ser realizada pelos pais ou cuidadores, entre uma e três vezes por dia, dependendo da disponibilidade dos pais.

Existem no mercado alguns cremes dentais que, ao invés de flúor, utilizam produtos como a clorexidina, o xilitol e a malva. O creme dental com xilitol tem capacidade de tratar e prevenir a cárie, mas tem um custo mais alto e precisa de mais pesquisas. A malva tem ação anti-inflamatória e antimicrobiana, mas também carece de mais estudos. Já a clorexidina é indicada para casos específicos de risco de cárie, porém esse produto pode causar o aparecimento de manchas externas nos dentes. A recomendação da Associação Brasileira de Odontopediatria é que os pais procurem orientação de um odontopediatra para o profissional avaliar as necessidades individuais da criança e determinar o tratamento curativo ou preventivo.

Antes de os dentes nascerem utilize apenas um tecido limpo ou uma gaze umedecida com água filtrada ou soro. Você deverá limpar bem as gengivas do bebê. Após o primeiro dente nascer você já pode escovar os dentes do bebê, mas sem utilizar cremes dentais, a não ser que o dentista de seu bebê recomende por algum motivo.

Na hora de fazer a limpeza, coloque na escova dos bebês e crianças que não sabem cuspir o equivalente a um grão de arroz (0,1g) de creme dental, e para as crianças que sabem cuspir a quantidade de um grão de ervilha (0,3g). A escovação com essa quantidade de pasta com flúor deve ser feita duas ou três vezes ao dia, para não passar da dose de segurança recomendada. A pasta ideal para crianças deve conter 1.000 a 1.100 ppm de fluoreto de sódio (flúor) na proteção contra à cárie.

*Técnica Transversal*: consiste em colocar o tubo de dentifrício em posição perpendicular ao longo do eixo da escova e dispensar no centro da ponta ativa do instrumento uma quantidade de dentifrício correspondente a, no máximo, metade da sua largura da ponta ativa. Essa quantidade equivale, de modo geral, a um grão de ervilha pequeno e é suficiente para a finalidade. Essa técnica também é recomendada para adolescentes e adultos (Vilhena *et al.*, 2008).

Para reduzir ainda mais a quantidade de dentifrício a ser utilizado nas crianças menores de 4 anos (já que estas ingerem maior quantidade), sugere-se a técnica da tampa.

*Técnica da Tampa*: deve-se pegar a bisnaga fechada, pressionar levemente o tubo para que fique retida, na parte interna da tampa (seja ela rosqueável ou não), uma pequena quantidade de pasta. Então, abre-se o tubo e pressiona-se a ponta ativa da escova contra a parte interna da tampa de modo a transferir para a escova a pequena quantidade de pasta ali retida. Essa quantidade é suficiente para veicular o flúor necessário e para produzir os outros efeitos do dentifrício. Essa técnica é indicada para os primeiros anos de vida e até aproximadamente os 4 anos de idade (Vilhena *et al.*, 2008).

Ao recomendar a utilização do flúor para pré-escolares é essencial que se analise antes o risco de cárie daquele paciente, para que se consiga a prevenção de forma adequada e afastando a possibilidade de fluorose ou intoxicação por flúor (Chankanka *et al.*, 2010).

Outros cremes dentais apresentam como componente ativo o triclosan (ou triclosano). Essa substância age combatendo a inflamação das gengivas, ou seja, é recomendada para quem apresenta gengivite.

Já algumas pastas de dente apresentam substâncias que combatem a sensibilidade dentária. Existem diversos compostos que atuam com essa função. Alguns com efeitos imediatos, inclusive. Resumidamente, eles atuam obliterando os canalículos dentários, impedindo que a sensibilidade ocorra.

Alguns cremes dentais combinam alguns compostos, portanto pergunte ao seu dentista qual a melhor indicação para o seu caso.

Os famosos dentifrícios que se dizem clareadores, branqueadores (ou whitening), na verdade nada mais são do que cremes dentais com mais conteúdo abrasivo, que promovem um maior polimento da superfície dentária. Não modificando sua cor propriamente dita. Eles não têm, portanto, potencial de clareamento intrínseco do dente. Para isso, o indicado é o clareamento dentário feito em acompanhamento com o dentista. Cremes dentais clareadores – como todos os outros cremes – contêm abrasivos suaves que ajudam a remover as manchas da superfície dos dentes. No entanto, o formato das partículas usadas nos cremes branqueadores é modificado para que elas limpem melhor, então há uma diferença notável na aparência dos seus dentes. Os cremes dentais não contêm descolorantes, o que faz com que seja impossível clarear os dentes drasticamente.

### 4.1.5 Suplementação com flúor
### (pastilhas, tabletes ou medicamentos)

O uso da suplementação sistêmica com flúor foi um método desenvolvido para a prevenção da cárie dental, substitutivo à fluoretação das águas de abastecimento público (Pendrys, 1995). Entretanto, muitas vezes é utilizado inadequadamente, concomitante a outros métodos sistêmicos ou em excesso de dosagem, constituindo-se num potencial fator de risco à fluorose dental nos primeiros oito anos de vida (Nowjack-Raymer, 1995; Pendrys, 1995; Wang, 1997).

Ismail e Bandekar (1999) identificaram, numa meta-análise, que a maior parte dos estudos transversais e de caso controle demonstra risco de 1,3 a 10,7 vezes maior de desenvolver fluorose dental quando submetidos à suplementação, em áreas com água não fluoretada. Em estudos longitudinais esse risco foi de 5 a 15 vezes maior nessa mesma associação.

Coloca-se então a necessidade de cuidado adicional na indicação desse método: somente em crianças de alto risco – baixo nível socioeconômico e educacional que dificulte o acesso a outros métodos tópicos; alto nível de ingestão de açúcares e filhos de mães com alta atividade/risco à cárie – e em populações isoladas. Além disso, é preciso amplo esclarecimento a outros profissionais de saúde sobre a disponibilidade de outros métodos sistêmicos de flúor oferecidos à comunidade (Horowitz, 1996; Ismail & Bandekar, 1999; Levy, 1995; Nowjack--Raymer, 1995; Wang, 1997).

### 4.1.6 Flúor ingerido na dieta

Vários são os alimentos e bebidas disponíveis na alimentação que contêm alto teor de flúor e estão associados à presença da fluorose dental – peixes, mariscos, frango (quando alimentados com farelos de ossos), chás, além de bebidas, fórmulas infantis e leite quando processados em regiões com água de abastecimento público fluoretada (Clarck et al., 1994; Gonini, 1999; Horowitz, 1996; Levy, 1995).

Observa-se também que é crescente o consumo, entre crianças, de alimentos industrializados, refrigerantes e leite em pó, acompanhados da redução do consumo de água e leite de outras fontes, o que aumenta significativamente a ingestão sistêmica de flúor numa idade de maior risco à fluorose. Entretanto, ainda hoje, é difícil medir a quantidade de ingestão de fluoretos pela dieta, por dificuldades metodológicas em mensurar níveis individuais de flúor de cada alimento na forma ativa, quantidade ingerida e total absorvido pelos tecidos (Brothwell & Limeback, 1999; Heller, 1999).

Villena et al. (1996), num estudo realizado com 104 marcas comerciais de água mineral industrializadas no Brasil, descrevem que 7,7% delas continham níveis acima de 1ppm de flúor. É necessário, nesse sentido, reforçar as ações de vigilância em saúde, como a redução do teor de flúor em alimentos infantis manufaturados; normatizar a obrigatoriedade de rótulos que apresentem as concentrações de flúor, e que essas sejam feitas de forma padronizada (Levy, 1995; Villena et al., 1996), e ações de educação em saúde que possibilitem à população assimilar e interpretar as informações disponíveis (Horowitz, 1995).

## 4.2 Criação de campanha mundial de Saúde Bucal.

## O março Negro

O Dia Mundial da Saúde Bucal, celebrado em 20 de março, foi criado para conscientizar a população sobre a importância dos cuidados com a higiene oral e a prevenção de problemas dentários. Lembrando mais uma vez que é a terceira doença mais prevalente e que piora e desenvolve uma série de outras doenças. Sendo realmente importante que se reavalie e dê a devida importância sobre o tema, que pode salvar milhares de pessoas. Pois a pessoa sem dente não se alimenta de forma correta, por não conseguir mastigar alimentos mais sólidos, como proteína, e sofrerá de desnutrição, agravando outras doenças sistêmicas. Um diabético ou hipertenso poderá comer só alimentos moles e com açúcar, por exemplo, como carboidratos de rápida absorção, causando picos hiperglicêmicos que serão deletérios ao seu organismo.

Dessa forma apoiamos que nesse dia seja realizada a aplicação de flúor tópico, selante em crianças e adolescentes. Entrega de kits de escovação e ensino de técnicas de escovação para mitigar problemas dentários no dia a dia e no futuro que virá, podendo ser agravado nutricionalmente, causando problemas como piora de quadros clínicos gerais de doenças crônicas.

Porém apenas um dia não é suficiente, melhor seria criar no mês de março todo, uma campanha forte e ativa, que trouxesse a mídia e as pessoas ao redor do planeta para a atenção e prevenção dessa doença tão abrangente e comum.

A cárie dentária é frequentemente considerada uma das doenças mais prevalentes no mundo. De acordo com a Organização Mundial da Saúde (OMS) e outras fontes de saúde pública, a cárie dentária afeta uma grande parte da população global, independentemente da idade. É uma condição dentária comum e pode afetar pessoas de todas as idades, desde crianças até idosos.

A prevalência da cárie dentária é alta principalmente devido a fatores como dieta rica em açúcares, falta de higiene bucal adequada e acesso limitado a cuidados dentários em algumas regiões. Apesar dos avanços na prevenção e tratamento, a cárie dentária continua sendo um problema significativo de saúde pública globalmente.

A cárie dentária é extremamente comum, mas muitas vezes não é listada entre as principais causas de mortalidade ou morbidade em relatórios globais, pois não é frequentemente fatal e pode ser gerida com tratamento e cuidados preventivos. Porém ela se mascara com outras doenças e as agrava fortemente.

Portanto, ela certamente está entre as condições mais comuns que afetam a saúde globalmente, especialmente quando se considera a sua alta incidência e o impacto que tem sobre a qualidade de vida e a saúde bucal das pessoas.

Fazer o mês inteiro de trabalho no mundo todo, como o Março Negro, que ligue automaticamente à lembrança de uma patologia que é muito recorrente com alta prevalência e com forte sintomatologia dolorosa, sendo uma das piores dores que se pode presenciar, perdendo apenas para o infarto, cólica renal, parto e queimaduras (Hortense & Souza, 2009). Associando a outras campanhas que utilizam um mês junto a uma cor forte, como o preto. Como exemplo temos o Outubro Rosa, mês de conscientização sobre o câncer de mama, que é de uma importância ímpar, mas os índices de acometimento por cárie (a terceira maior doença em prevalência do mundo) são imensos e também causam mortalidade associada ou não, muitas vezes não diagnosticada por profissionais da saúde e pelas próprias pessoas leigas, por motivos de falta de conhecimento e falta de dentistas em equipes multiprofissionais em hospitais ao redor do mundo. Prática bem estabelecida em diversos centros, criada e desenvolvida por nós também no Hospital Check Up em Manaus de forma pioneira no norte do Brasil.

Com uso de tomografia computadorizada de altíssima resolução com visualização específica por software e pela equipe de radiologia médica treinada para fornecer detalhes sobre a qualidade óssea e dentária desse paciente, aliando exames de sangue com prática clínica odontológica, elucidando casos antes não fechados em seu diagnóstico.

O mês de março foi escolhido pelo dia mundial da saúde bucal ser exatamente dia 20 de março, e Negro, cor forte e chocante, que pode dar atenção a um assunto desnecessariamente menosprezado, lembrando a cor da doença cárie, que causa dor, infecção e necrose ao tecidos dentários. Essas medidas trariam mais atenção à saúde bucal para os profissionais da saúde e também para toda a população mundial. Sendo um grande aliado na luta contra cárie e doenças bucais.

# 5

# DISCUSSÃO

Narvai (1998) discorre a respeito da vigilância sanitária e saúde bucal no Brasil. Inicia o artigo tratando dos diferentes conceitos de vigilância sanitária, porém deixa claro que os formuladores desses conceitos concordam sempre quanto ao papel fundamental do Estado nessa área. O autor prossegue direcionando o assunto para a saúde bucal e afirma que as ações de vigilância sanitária estão mudando de foco, visto que se observa o deslocamento de ações do consultório odontológico para o ambiente, considerado em sentido amplo. Refere que no âmbito da saúde bucal coletiva e da área de atuação odontológica, as ações de vigilância sanitária abrangem três dimensões: os estabelecimentos de prestação de serviços odontológicos, os alimentos e bebidas e os produtos para higiene bucal. Com relação a estes, citam-se a escova dental, o fio dental e os dentifrícios fluoretados. Estes últimos são considerados os principais produtos fluoretados, pois são utilizados por praticamente toda a população mundial. Segundo o autor, mais de 5 bilhões de tubos de dentifrícios são consumidos anualmente em todo o mundo. O flúor presente no dentifrício é considerado o principal agente de interesse em termos de vigilância sanitária, sendo comprovado que a presença do íon está associada à menor incidência de cárie dentária na população. O autor deixa clara a importância de o dentifrício apresentar flúor reativo e também a necessidade de os produtos apresentarem informações referentes à fórmula química do composto de flúor utilizado, sua concentração em ppm, as respectivas indicações, o modo de usar, a data de fabricação e o prazo de validade. Para isso, é importante o controle e fiscalização desses produtos, com o objetivo de serem eficazes em termos de promoção de saúde da população.

Narvai (2000), por meio de uma revisão, analisou o binômio cárie dentária e flúor: uma relação do século XX. Inicialmente, o autor apresenta uma contextualização histórica e informa nomes de pesquisadores que entraram para a história da saúde pública. Em seguida, fala a respeito da doença cárie dentária e do padrão alimentar do homem no decorrer dos anos. Posteriormente, o autor instrui a respeito do flúor, da água fluoretada e fluoretação da água.

Ressalta a importância do mecanismo de ação do flúor que é tópico e sobre o dentifrício fluoretado. Com relação a esse veículo de flúor, até os anos 60 ele possuía papel meramente cosmético, sendo posteriormente elevado à categoria de agente preventivo. O autor esclarece que no final do século, praticamente todos os dentifrícios comercializados no Brasil continham íon fluoreto e que é crescente o consumo desse produto nos últimos anos.

Revela ainda a importância de haver um controle de qualidade dos produtos fluoretados à venda no país, visto que a população necessita de flúor ativo para intervir no processo da cárie dentária. É importante então a vigilância sanitária de flúor, tanto referente aos dentifrícios fluoretados quanto com relação à fluoretação da água. Por fim, o autor sintetiza que o uso do flúor, em especial por meio dos dentifrícios fluoretados, tornou possível beneficiar milhões de pessoas, livrando-as da cárie ou diminuindo a severidade dessa doença.

## 5.1 Polêmica

Há alguns questionamentos sobre o flúor usado na água levando ao surgimento de vários problemas orgânicos e mentais nos seres humanos.

O flúor é amplamente considerado um oligoelemento de apoio à vida, funcionando principalmente como proteção contra cáries dentais, e também desempenha um papel na mineralização óssea. No entanto, o excesso de fluoreto pode ser prejudicial para o organismo humano. Recentemente, pesquisadores notaram que flúor e intoxicação parecem começar em estágios fetais (Daijei, 1984; Zhongzhong, 1987).

He *et al.* (2008) relatam espécimes de abortos induzidos em áreas endêmicas de flúor e áreas não afetadas, e, por meio de análise histoquímica, análise enzima-química, microscópio de luz e microscopia de elétrons, investigam os efeitos do flúor sobre o feto, fornecendo provas que para a primeira infância há a possibilidade de apresentar fluorose. Esses achados indicam que neurônios do córtex cerebral no cérebro em desenvolvimento podem ser um dos alvos do flúor.

Enquanto 49 estudos encontraram uma associação entre o flúor e QI, os sete seguintes estudos não encontraram essa associação. Há vários pontos de consideração sobre esses estudos.

Em primeiro lugar, um novo estudo da Nova Zelândia (Broadbent, 2014) relata nenhuma associação entre fluoretação e QI. Como reconhecido pelo Dr. Philippe Grandjean em 2019, no entanto, existem vários problemas evidentes com esse estudo, incluindo o fato de que praticamente todas as crianças da comunidade "não fluoretada" não haviam usado suplementos de flúor (um medicamento de prescrição projetado para fornecer a mesma quantidade de fluoreto que uma criança teria ao beber água fluoretada). Fan discute esses problemas aqui.

Em segundo lugar, o estudo de Calderon (2000) descobriu que a exposição de flúor foi associada com outros índices de neurotoxicidade, incluindo a organização visual-espacial prejudicada.

Em terceiro lugar, o estudo de Li (2010) não compara uma elevada área de flúor contra uma área de baixa concentração de flúor. Em vez disso, ele comparou o QI de crianças com fluorose dental em uma área de alta concentração de flúor com o QI de crianças sem fluorose dentária na mesma área de alta concentração de flúor.

Em quarto lugar, o estudo de Spittle (1998) de uma comunidade fluoretada na Nova Zelândia não fez nenhuma tentativa de determinar os níveis de flúor urinários das crianças. Isso é particularmente importante a fazer em estudos de populações ocidentais, porque agora há uma grande quantidade de sobreposição em exposições de flúor entre crianças que vivem em comunidades não fluoretadas vs. fluoretados. Essa sobreposição de exposição é devida a vários fatos, incluindo: (1) prescrição frequente de suplementos de flúor para crianças em áreas não fluoretadas; (2) a ingestão de grandes quantidades de creme dental com flúor; (3) a exposição à água fluoretada por meio de alimentos processados e bebidas; (4) a exposição ao flúor por meio de pesticidas; e (5) a exposição ao fluoreto de Teflon. Assim, em qualquer estudo de QI em populações ocidentais que não inclua uma medida de exposição ao flúor do indivíduo será improvável encontrar uma associação entre flúor e QI.

Durante anos, especialistas em saúde têm sido incapazes de concordar sobre se o fluoreto na água de beber pode ser tóxico para o cérebro humano em desenvolvimento. Níveis extremamente elevados de flúor são conhecidos por causar neurotoxicidade em adultos, e os impactos negativos sobre a memória e a aprendizagem têm sido relatados em estudos com roedores, mas pouco se sabe sobre o impacto da substância no neurodesenvolvimento das crianças. Em uma meta-análise, pesquisadores da Harvard School of Public Health (HSPH) e China Medical University, em Shenyang, pela primeira vez combinaram 27 estudos e encontraram fortes indícios de que o flúor pode afetar negativamente o desenvolvimento cognitivo em crianças. Com base nos resultados, os autores dizem que esse risco não deve ser ignorado, e que mais pesquisas sobre o impacto do fluoreto no cérebro em desenvolvimento são necessárias.

O estudo foi publicado on-line na *Environmental Health Perspectives* em 20 de julho de 2012.

Os pesquisadores realizaram uma revisão sistemática de estudos, quase todos os que são provenientes da China, onde os riscos de flúor estão bem estabelecidos. O flúor é uma substância que ocorre naturalmente nas águas subterrâneas, e posições sobre a química são aumentadas em algumas partes da China. Praticamente não há estudos em humanos nesse campo, foram realizados somente nos EUA, disse a principal autora Anna Choi, cientista de pesquisa no Departamento de Saúde Ambiental na HSPH.

Mesmo que muitos dos estudos sobre crianças na China diferiam em muitos aspectos ou estavam incompletos, os autores consideram a compilação de dados e análise conjunta um primeiro passo importante na avaliação do risco potencial. "Pela primeira vez temos sido capazes de fazer um abrangente meta-análise que tem o potencial para nos ajudar a planejar melhores estudos. Nós queremos ter certeza de que o desenvolvimento cognitivo é considerado como um possível alvo para a toxicidade de flúor", disse Choi *et al.* (2012).

Choi e o autor sênior Philippe Grandjean em 2019, professor adjunto da saúde ambiental na HSPH, e seus colegas, analisam os estudos epidemiológicos de crianças expostas ao flúor da água potável. O banco de dados de Infraestrutura China National Knowledge também foi incluído para localizar estudos publicados em revistas chinesas. Eles então analisaram possíveis associações com medidas de QI em mais de 8 mil crianças em idade escolar; e um estudo sugeriu que o alto teor de flúor na água pode afetar negativamente o desenvolvimento cognitivo.

A perda média de QI foi relatada como uma diferença média ponderada padronizada de 0,45, o que seria aproximadamente equivalente a sete pontos de QI para escores de QI geralmente usados com um desvio padrão de 15. Alguns estudos sugeriram que mesmo um ligeiro aumento de exposição ao flúor pode ser tóxico para o cérebro. Assim, as crianças em áreas de alta concentração de flúor apresentaram escores de QI significativamente mais baixos do que aquelas que viviam em áreas de baixa concentração de flúor. As crianças estudadas foram até aos 14 anos de idade, mas os pesquisadores especulam que qualquer efeito tóxico sobre o desenvolvimento do cérebro pode ter acontecido mais cedo, e que o cérebro não pode ser plenamente capaz de compensar a toxicidade.

O flúor parece se encaixar com chumbo, mercúrio e outros venenos que causam fuga de elementos químico. O efeito de cada substância tóxica pode parecer pequeno, mas o dano combinado em uma escala população podem ser graves, especialmente porque o poder do cérebro da próxima geração é crucial para todos nós (Granjean, 2019).

· O uso do flúor tem promovido melhorias significativas na saúde bucal e na qualidade de vida das populações, por meio da redução dos índices de cárie dental (Burt, 1995). Entretanto, inúmeros estudos têm sido divulgados identificando o primeiro sinal clínico do efeito tóxico dessa substância – a fluorose dentária (Brothwell & Limeback, 1999; Burt, 1995; Fejerskov, 1994).

Coloca-se então a necessidade de avaliar criticamente os dados epidemiológicos existentes sobre a fluorose dentária, na perspectiva de ela se constituir ou não num problema relevante em saúde pública. Além disso, se discutirá a efetividade e a segurança do uso do flúor em suas diversas apresentações, propondo ações de vigilância à saúde, de modo a garantir o seu máximo benefício sem efeitos colaterais indesejáveis.

Os aspectos clínicos e epidemiológicos da fluorose dentária são relacionados à exposição do germe dentário, durante o seu processo de formação, a altas concentrações do íon flúor. Como consequência, tem-se defeitos de mineralização do esmalte, com severidade diretamente associada à quantidade ingerida. Geralmente, o aspecto clínico é de manchas opacas no esmalte, em dentes homólogos, até regiões amareladas ou castanhas em casos de alterações mais graves (DenBesten, 1999; Fejerskov, 1994).

Além da dosagem de flúor, outros fatores interferem na severidade da doença: baixo peso corporal, taxa de crescimento esquelético e períodos de remodelamento ósseo constituem-se fases de maior absorção do flúor; estado nutricional, altitude e alterações da atividade renal e da homeostase do cálcio também são fatores relevantes (DenBesten, 1999). Nesse sentido, a doença é mais frequente em dentes de mineralização tardia (dentição permanente), em crianças de baixo peso ou precário estado nutricional ou insuficiência renal crônica, sendo as faixas etárias da primeira e segunda infância consideradas as de maior risco à ingestão do flúor sistêmico e, consequentemente, seus efeitos maléficos (Fejerskov, 1994).

Os estudos epidemiológicos desenvolvidos no mundo na década de 90 descrevem diferenças na prevalência da fluorose, que variam desde a quase ausência da doença nas populações, 2,2%, até proporções maiores que 90% (Akpata *et al.*, 1997; Downer, 1994). Em geral, as altas prevalências estão presentes onde existem fontes naturais com alto teor de flúor ou ingestão de múltiplas fontes desse íon e, historicamente, têm apresentado a fluorose de forma endêmica em todas as faixas etárias, como a China (Burt, 1995), localidades na África (El

Nadef & Honkala, 1998; Kloss & Haimanot, 1999; N'ang'a & Valderhaug, 1993), Arábia Saudita (Akpata *et al.*, 1997), Cingapura (Lo & Bagramian, 1996), Estado Unidos, Canadá, Brasil e Colômbia (Azcurra *et al.*, 1995; Clarck *et al.*, 1994; Cortes *et al.*, 1996; Selwitz *et al.*, 1995; Skotowski *et al.*, 1996).

A doença tem apresentado prevalências e severidade maiores em idades mais jovens em estudos num mesmo local, o que tem alertado a comunidade científica para a necessidade de um acompanhamento contínuo e efetivo, para a detecção de uma possível tendência de aumento secular da fluorose dental (Heintze *et al.*, 1998; Levy *et al.*, 1995). Entretanto, ainda existe discordância entre os achados: Selwitz *et al.* (1995) descrevem que na Suíça não foi encontrado nenhum indício de aumento na prevalência ou severidade da fluorose dentária, enquanto Lewis e Banting (1994) identificam nos Estados Unidos um claro aumento de cerca de 33% da prevalência da doença em regiões com água fluoretada e de 9% sem água fluoretada.

Em 19 de agosto de 2019, um artigo publicado de Rivka Green *et al.* na *JAMA Pediatrics* relatou um estudo epidemiológico realizado no Canadá que examinou a relação entre a exposição de mulheres grávidas à fluoretação da água durante a gravidez e o quociente de inteligência (QI) dos seus filhos. Foi observada uma redução nos escores de QI com o aumento da exposição ao flúor.

Esse estudo foi digno de nota porque os participantes residiam em comunidades nas quais a concentração de flúor na água estava no nível recomendado pelo Serviço de Saúde Pública dos Estados Unidos (0,7 mg de flúor por litro de água).

Os registos de 601 pares mãe-filho (ingestão de flúor das grávidas e pontuações de QI dos seus filhos quando tinham entre 3 e 4 anos de idade) estavam disponíveis para estudo. A ingestão de flúor durante a gravidez foi estimada com base na concentração de flúor na urina (medida 3 vezes durante a gravidez em 512 mulheres). A análise dos dados revelou que por cada aumento de 1 mg na concentração de flúor na urina, houve uma diminuição de pontos no QI das crianças do sexo masculino. Uma diminuição semelhante não foi observada nas crianças do sexo feminino. Além disso, a ingestão de flúor pelas mães (com base em dados de um questionário preenchido duas vezes durante a gravidez a 400 mulheres) refletiria a exposição de pais e filhos, que presumivelmente bebem da mesma fonte de água que as suas mães. Aqui, por cada aumento de 1 mg no flúor, o QI da criança diminuiu 3,7 pontos, e isso foi observado tanto em crianças do sexo masculino como feminino.

Os autores referiram que a singularidade das descobertas é a redução do QI das crianças que vivem numa área onde a água era fluoretada ao nível ideal atualmente estabelecido. A descoberta geral dos efeitos neurotóxicos do flúor na água está de acordo com outros estudos recentes que relataram uma função neurológica reduzida em crianças expostas à fluoretação da água, incluindo memória e aprendizagem reduzidas, QI 3,4, desenvolvimento cognitivo, e uma maior prevalência de perturbação da atenção de déficit /hiperatividade. Uma meta-análise da associação entre a fluoretação da água e a inteligência das crianças concluiu que "uma maior exposição a níveis elevados de flúor na água estava significativamente associada a níveis reduzidos de inteligência nas crianças". Outros efeitos sistêmicos adversos da exposição ao flúor na água de consumo foram examinados, mas essas associações não foram bem definidas (Rivka Green *et al.*, 2019).

Esperava-se que esse artigo recentemente publicado fosse controverso, e dois comentários foram publicados na mesma edição da *JAMA Pediatrics* para acompanhar o relatório da investigação. A primeira foi uma breve nota do editor afirmando que a revista decidiu publicar o artigo, embora reconhecesse que as conclusões seriam controversas. No entanto, o editor apoiou a solidez da investigação e o manuscrito foi examinado com muito cuidado antes de ser publicado. Além disso, o compromisso do jornal é melhorar a saúde das crianças e, por isso, é necessário apresentar provas sólidas. Reconheceu ainda que nenhum estudo determinará a resposta final.

Um editorial ponderado e equilibrado de Silva *et al.* (2021) acompanhou também o artigo publicado. Nesse editorial, foram destacados vários pontos importantes.

1.º A fluoretação da água para prevenção da cárie dentária é considerada uma das 10 principais medidas de saúde pública do século XX.

2.º Sempre houve uma minoria que se opôs à fluoretação da água de abastecimento público porque representa um medicamento obrigatório administrado indiscriminadamente aos consumidores de água sem o seu consentimento. Outras objeções incluem um aumento da ocorrência de fluorose dentária e esquelética (Silva *et al.*, 2021).

3.º A qualidade das publicações anteriores que examinaram a relação entre a exposição ao flúor e a cognição tem sido geralmente fraca, e nem todos os estudos reportam uma relação inversa.

4.º Os autores da publicação *JAMA Pediatrics* reconheceram que os resultados da sua investigação seriam examinados minuciosamente, mas a sua metodologia de investigação e análise estatística foram minuciosas e as suas conclusões robustas.

5.º Considerando essas conclusões, o flúor como tóxico para o desenvolvimento neurológico deve agora ser seriamente considerado (Silva *et al.*, 2021).

6.º A necessidade de investigação adicional é crítica. Muitas questões permanecem, que incluem a generalização das novas descobertas, quais outros aspetos da função cognitiva são afetados e qual o período crítico de exposição do feto. É importante realçar que esta investigação e a subsequente discussão dos resultados devem estar focadas na fiabilidade dos dados.

Com a publicação do artigo da *JAMA Pediatrics*, a American Dental Association emitiu um comunicado na imprensa que afirmava que a fluoretação da água é a abordagem de saúde pública mais eficaz para a prevenção da cárie. Continuou fazendo eco de temas levantados no editorial. Estes incluem a importância de examinar todos os dados disponíveis, as provas existentes que atestam a segurança da fluoretação da água e a necessidade de avaliar continuamente os novos resultados de investigação.

O relatório de Rivka Green *et al.* (2019) irá certamente reacender o debate sobre os benefícios/riscos da fluoretação da água, um debate que é muitas vezes rancoroso e controverso. É importante salientar que outros meios de administração de flúor, especificamente em diferentes formas tópicas, têm demonstrado ser muito bem-sucedidos na prevenção da cárie dentária, nomeadamente, em dentífricos, em colutórios e como verniz. Em condições adequadas, essas abordagens para a administração tópica de flúor estão associadas a um risco muito pequeno de ingestão sistémica de flúor.

Os prestadores de cuidados de saúde oral necessitam estar atentos às informações mais recentes sobre esse tema. Quando questionados sobre essa pesquisa, os prestadores devem estar familiarizados com os temas mencionados no artigo original, bem como com o editorial que o acompanha e a declaração da ADA. Esses pontos incluem a longa história de utilização bem sucedida da fluoretação da água para prevenir a cárie dentária, que uma alteração de 1 mg na concentração de flúor na água potável (a alteração relativa referenciada supra) representa uma diferença muito grande quando se considera a concentração ideal de flúor na água potável. A celeuma sobre o assunto continua certamente.

Porém nunca apagará o que a ciência tem avaliado como fato, que sim, o flúor é excelente na prevenção de cárie, sem grandes influências em outras patologias, como costumam associar sem embasamento científico.

Sendo assim, na nossa experiência e vivência no estado do Amazonas, onde não temos fluoretação nas águas, e observando que a água utilizada na cidade de Manaus no Amazonas e em toda Amazônia apresenta uma acidez elevada que provoca mais cárie, em toda a região atrelada com a grande quantidade de carboidrato simples ingerida, provocando cárie e infecção na cavidade bucal, mesmo assim temos visto o aumento exacerbado de casos de Autismo em todos os graus e outras síndromes neurológicas. Sendo que nunca tivemos qualquer tipo de fluoretação e há pouquíssimo acesso per capita de flúor em pastas de dente ou outras possibilidades. Com isso podemos saber que realmente há outros aspectos a serem considerados e não somente incriminar o flúor, que salva tantas bocas de cárie ou extração dentária.

O garimpo de minerais preciosos, incluindo o ouro, de forma desordenada e sem fiscalização, com utilização de mercúrio e outros metais pesados, amplamente difundido na Amazônia, extremamente lucrativo, com contaminação de peixes e organismos, esse sim podem causar efeitos gigantescos na saúde dos seres humanos até neurologicamente. Mas governos corruptos e despreparados preferem botar a culpa em outras situações, as quais não fazem sentido. Manipulando o povo em um ciclo vicioso e eterno de falta de saúde e educação, permanecendo mais e mais tempo no governo, roubando e acabando com a sociedade.

### 5.2 O flúor e seu modo de ação

O flúor mostra-se como um agente terapêutico modulador da cárie dentária. O contato do paciente com pequenas concentrações de flúor de forma frequente dificulta a desmineralização e ativa a remineralização, além de inibir os micro-organismos cariogênicos. Controlar a atividade de cárie do paciente constitui a fase inicial do tratamento restaurador. Para isso, são necessários procedimentos básicos de condicionamento ou adequação do meio bucal para reduzir os níveis de infecção e perdas minerais. Escavações em massa das lesões cariosas cavitadas com remoção de todo o tecido cariado da junção amelodentinária, da dentina infectada e desorganizada, e o vedamento temporário dessas cavidades com cimentos ionoméricos não só contribuem para o processo de adequação pelos objetivos propostos, mas também viabilizam a remineralização do tecido dentário adjacente e subjacente à restauração provisória, e bloqueiam o circuito metabólico das bactérias remanescentes com o meio bucal, paralisando a lesão de cárie (Cury, 1992; Liporoni, 1995; Maia & Valença, 1995; Ten Cate & Van Duinen, 1995; Harari, 1996; Modesto & Primo, 1996; Kramer, 1997; Noronha, 2024).

Aplicações tópicas de flúor em consultório fazem parte do condicionamento bucal, podendo ser realizadas com frequência semanal, quinzenal ou mensal, de acordo com a necessidade do paciente em termos de perdas minerais observadas pela quantidade de manchas brancas ativas presentes. Sendo assim, o flúor aplicado interferirá no processo de desmineralização do esmalte, inativando-o e revertendo-o, semanais de fluorfosfato acidulado a 1,23%. Entretanto, é preciso observar se o paciente porta restaurações de compósitos, em que a opção será o flúor em gel neutro, pelo comprometimento da resistência superficial dessas restaurações por ação do flúor acidulado (Liporoni, 1995; Maia & Valença, 1995; Andrade *et al.*, 1996).

Na fluoretação tópica de flúor há evidências de que a efetividade do flúor fosfato acidulado varia de 20-30% a 30-50% na redução da prevalência da doença cárie. Entretanto, sua utilização indiscriminada, principalmente por jovens, pode levar à toxicidade. Sendo assim foram realizadas pesquisas para se avaliar o método mais seguro e mais eficaz de aplicação tópica (Barros *et al.*, 2008).

Após mais de 50 anos de fluoretação da água de abastecimento público no Brasil, muitos estudos foram realizados no sentido de avaliar os benefícios da fluoretação por meio de estudos epidemiológicos sobre a prevalência da cárie, como também os malefícios da fluoretação, reapresentada principalmente pela fluorose dentária. Os índices de CEO-d e CPO-D encontrados nos levantamentos epidemiológicos de 1986, 1996 e 2003, realizados pelo Ministério da Saúde, como um estudo realizado pelo SESI em 1993, evidenciaram que a prevalência da cárie vem diminuindo, sugerindo que a incorporação do flúor na água, juntamente a outros programas de prevenção em saúde bucal, assim como a utilização de dentifrícios fluoretados, tiveram um importante papel nesse resultado (Basting *et al.*, 1997; Gomes *et al.*, 2004; Hoffmann *et al.*, 2004).

Sales-Peres *et al.* (2002) não observaram diferença estatisticamente significante entre a prevalência de cárie em municípios com presença ou não de flúor na água. Em estudo similar, porém com resultados diferentes, Cypriano *et al.* (2003) observaram uma leve baixa na prevalência de cárie em locais sem água fluoretada e uma prevalência bem inferior em locais com água fluoretada.

As metas da OMS para o ano de 2000, que servem de referência para avaliar a severidade da cárie no mundo, foram alcançadas em quase todos esses trabalhos que apresentavam o flúor em suas águas de abastecimento público. A idade de 12 anos foi a que mais atingiu a meta de CPO-D, que foi de aproximadamente 3,0 (Basting et al., 1997; Gomes et al., 2004; Hoffmann et al., 2004).

Para Campos et al. (1998), Cypriano et al. (2003) e Ministério da Saúde (2003), a prevalência de fluorose dentária tem se apresentado baixa e de grau leve em locais com a fluoretação da água de abastecimento público. A porcentagem entre a maioria dos autores pesquisados variou de 7,9% a 20%.

Apesar de se encontrar uma prevalência baixa de fluorose em muitos locais com água fluoretada, é importante o heterocontrole contínuo da concentração do flúor incorporado à água de abastecimento para se sustentar à justificativa de que o flúor na água é de fato um método eficiente na prevenção e controle da cárie dentária (Maia et al., 2003; Lima et al., 2004; Silva et al., 2007).

No Brasil, a fluoretação da água no abastecimento público tem pleno apoio principalmente no governo federal, pois na década de 70 foi promulgada a lei que obriga a fluoretação de águas de abastecimento público onde há sistemas de tratamento de água, padronizando a construção e ampliação das estações de tratamento de água e operacionalizando a fluoretação de água (Brasil, 1974; Santa Catarina, 1982). No estado de São Paulo a concentração de flúor está de acordo com o preconizado pela portaria do Ministério da Saúde (São Paulo, 1995). Sendo que para que haja uma correta fluoretação de água de abastecimento público deverá haver vigilância, controle e métodos de procedimentos para a implantação, devendo existir maior controle do governo federal, estadual e municipal, com as devidas orientações do Ministério da Saúde (Lima et al., 2004; Silva et al., 2007).

## 5.3 Considerações sobre flúor, saúde e infecções bucais não diagnosticadas por profissionais de saúde, as quais causam mortalidade em muitos pacientes

Após uma vivência clínica e acadêmica tão extensa atingindo tantas pacientes de todas as classes socioeconômicas, como descrevemos anteriormente, a conscientização acerca desse assunto tão importante se fez mais presente em nossas vidas, criando o sonho de cárie zero no mundo, mas isso só será conseguido com apoio de políticas públicas, familiares e profissionais de saúde, com conhecimento e ação pró-saúde.

O flúor tem sido amplamente estudado e é reconhecido por seu papel na prevenção de cáries dentárias. Ele fortalece o esmalte dos dentes e ajuda a prevenir a desmineralização, o que reduz a incidência de cáries. O flúor é adicionado a muitas pastas de dentes e, em alguns lugares, à água potável em concentrações seguras para beneficiar a saúde dental pública.

No entanto, há uma discussão contínua sobre os potenciais efeitos adversos do flúor quando em excesso. O uso excessivo pode levar à fluorose dental, uma condição que causa manchas ou estrias nos dentes, mas em níveis normais e controlados, o flúor é geralmente considerado seguro e benéfico.

### 5.4 Saúde Bucal e Infecções Não Diagnosticadas

Infecções bucais não diagnosticadas ou tratadas inadequadamente podem ter sérias consequências para a saúde geral. Algumas infecções dentárias, como abscessos, podem se espalhar para outras partes do corpo e causar complicações graves, como endocardite (infecção das válvulas cardíacas) ou septicemia (infecção generalizada no sangue). Essas condições podem, de fato, ser fatais se não forem tratadas a tempo. E se associando a outras doenças crônicas que às vezes são confundidas por médicos pela falta de estudo no âmbito global da Odontologia se associando à Medicina, pois o corpo humano é só um e todas as ciências devem se unir com o propósito de melhoria de qualidade de vida para o paciente.

### 5.5 Desafios na Detecção e Diagnóstico

1. **Diagnóstico Tardio:** infecções bucais podem às vezes ser difíceis de detectar precocemente, especialmente em estágios iniciais, e podem não apresentar sintomas claros até que a condição tenha se agravado.

2. **Falta de Acesso:** em algumas áreas, o acesso a cuidados dentários pode ser limitado, e muitos pacientes podem não ter o acompanhamento necessário para identificar e tratar problemas bucais antes que se tornem graves.

3. **Sintomas Ambíguos:** algumas infecções podem ter sintomas que são confundidos com outras condições, dificultando o diagnóstico rápido.

## 5.6 Importância do Cuidado Preventivo

1. **Higiene Oral Adequada:** manter uma boa higiene oral é fundamental. Escovar os dentes regularmente, usar fio dental e visitar o dentista periodicamente pode ajudar a prevenir problemas graves.

2. **Exames Regulares:** consultas regulares com dentistas são importantes para detectar e tratar problemas bucais antes que eles se tornem graves. Exames de imagem e avaliações clínicas podem ajudar a identificar infecções que não são visíveis a olho nu.

3. **Educação e Consciência:** a educação sobre a importância da saúde bucal e a detecção precoce de sintomas são cruciais. Pacientes devem estar cientes dos sinais de infecções dentárias e buscar tratamento médico adequado quando necessário.

Em resumo, o flúor, quando utilizado corretamente, desempenha um papel importante na saúde dental e na prevenção de cáries. No entanto, a saúde bucal envolve muito mais do que apenas a aplicação de flúor. A detecção precoce e o tratamento de infecções bucais são essenciais para prevenir complicações graves e melhorar a saúde geral.

Nesses mais de 70 anos compilados em experiência clínica e acadêmica vimos que profissionais de saúde em geral não entendem a complexidade e a repercussão sistêmica como um todo nos pacientes e na saúde pública em geral. Gerando um absoluto descaso com a Odontologia, sendo esquecida e às vezes tratada de forma a menosprezar a própria ciência. Talvez por falta de conhecimento por muitos outros profissionais de saúde. Então é fato que os posicionamentos precisam mudar de uma vez por todas. Pelo dentista buscando seu espaço, vivo isso dia após dia, explicando para outros agentes da saúde por que a Odontologia é importante e muitas vezes diagnosticando casos de infecção sem diagnóstico dentro de hospitais. Que de fato são doenças na cavidade oral que estão matando e causando diversos problemas físicos para os pacientes, que não podem ser negligenciados pela falta de uma equipe multidisciplinar realmente eficaz, com congregamento de todos os profissionais de saúde, como realizamos no Hospital Check Up em Manaus-Amazonas, mencionado anteriormente.

Trabalhando como chefe da Odontologia do Hospital Check Up desde 2012, que é especializado em procedimentos cardiológicos e neurológicos de altíssima complexidade, trabalhamos há mais de 10 anos na conscientização do corpo clínico multiprofissional de saúde, sendo uma experiência fantástica e inovadora. Transformando o cuidado ao paciente como algo universal, algo muito incipiente no Brasil e em outros países desenvolvidos ao redor do planeta. Em que juntamos diagnósticos de altíssima geração como tomografia computadorizada com foco Médico-Odontológico, exames de sangue, juntando cardiologia, neurologia, clínica médica com os serviços de clínica odontológica e cirurgia buco-maxilo. Além de fisioterapia, fonoaudiologia e psicologia. Todas as ciências da saúde promovendo o melhor tratamento possível ao paciente. No entanto os planos de saúde médico têm a visão de que procedimentos odontológicos como extrações dentárias e debridamento cirúrgico não devem ser realizados por eles. Pensando apenas no paciente sem a cavidade oral, que ela não provocaria infecções ou causaria morte ao paciente.

Esta obra tem intuito também de embasar cientificamente que a boca obviamente faz parte do corpo humano e necessita sim da ampliação do espectro dos planos de saúde sobre o tema absolutamente importante, pois muitos pacientes morrem hoje por infecções não tratadas e que agravam outras milhares de patologias, das crônicas às agudas.

Já avaliamos muitos casos de endocardite bacteriana provocada por descaso do paciente, que não procurou o dentista, e do profissional médico, que nunca olhou a boca e não tem noção da gravidade de uma simples cárie que pode se desenvolver e causar uma sepse, por exemplo, com falta de currículos e ementas universitárias que possam juntar todas as ciências de saúde para analisar o paciente como um todo. Pois aquele paciente com doença crônica tratada há anos não teve seu diagnóstico fechado de uma infecção intraoral pelo médico e mesmo por sua própria falta de Educação em Saúde, por parte do paciente, que poderia ser evitada por recomendação médica, que em grande maioria não indica avaliação odontológica em pacientes.

Toda essa desinformação culmina em casos de reinfecção de válvulas cardíacas ou stents médicos por endocardite bacteriana, em que o foco infeccioso está na boca e não em outros órgãos no corpo, reinfectando uma cirurgia cardíaca extremamente cara e difícil. Tudo poderia ser evitado se houvesse escovações com flúor e ingestão de água com quantidade adequada de flúor, aplicação de selante e escovação adequada. E campanhas mundiais de saúde bucal, como nossa proposição do Março Negro, visto que é de suma importância para todos.

Se os planos de saúde avaliassem de forma correta e sem vieses financeiros equivocados, entenderiam que procedimentos odontológicos, antes, durante ou depois de internações médicas, graves ou não, com correto aval médico avaliando a conduta e possível benefício ao paciente, economizariam milhões de dólares ou reais, pois um stent cardiológico custa 10 mil reais (2 mil dólares), ou uma válvula cardíaca custa às vezes 50 mil reais (10 mil dólares), fora a parte cirúrgica, enquanto um procedimento de extração dentária custaria mil reais, podendo prevenir outras internações e cirurgias mais complexas, que sabemos que podem chegar até milhões de reais ou até dólares (todas essas cifras são estimativas).

Dessa forma, evidenciar esses detalhes é absolutamente importante, e prevenir a cárie mais uma vez é inquestionável. Sendo necessária mais uma vez a junção de médicos, dentistas, fisioterapeutas, farmacêuticos, enfermeiros etc., para que o paciente seja encaminhado e tratado de forma correta.

Muitas vezes se gastam bilhões de reais em possíveis "vacinas" biologicamente ativas com a bactéria *Streptococcus mutans* inativada ou por RNA recombinante, que podem causar diversos efeitos adversos desconhecidos. Não apagará o fato de que a boca é o local mais infectado de todo organismo humano, onde colocamos a mão, objetos e alimentos logicamente com micro--organismos, ou beijamos nossas esposas, por exemplo, e transmitimos aquela microbiota para outra pessoa e vice-versa.

Sendo muito difícil acabar com a doença cárie propriamente dita, pois a pessoa precisará escovar os dentes por motivos periodontais (gengivais) e muitas outras possibilidades. Consequentemente é muito mais fácil e acessível protocolizar uma vacina com flúor associando com escovação e higiene adequada em faixas etárias chave.

Em Manaus, capital do estado de mais de 2 milhões de habitantes, segundo IBGE, centro da floresta Amazônica, com a água ácida proveniente do Rio Negro e afluentes e sem fluoretação das águas, sem saneamento básico e com outras mazelas, com uma extensão imensa, maior até que muitos países europeus, por exemplo, sem acesso rodoviário na capital do estado, quando vamos ao interior isso se multiplica de maneira exponencial. Moradores de áreas remotas que só encontram dentistas uma vez a cada 5 anos, em que realizam extrações dentárias múltiplas.

Pude presenciar toda a cadeia catastrófica que a falta de fluoretação das águas na cidade de Manaus e a alimentação baseada em carboidrato simples, farinha e derivados causam. Extremamente triste, excruciante, dolorida e que amputa as pessoas de forma abrupta e desnecessária pela falta de recurso tanto financeiro quanto educativo.

Quando a criança não escova os dentes e começa a criar cárie, esta gerará infecção na boca, atrelada a sintomatologia dolorosa e diminuição de imunidade e capacidade cognitiva, dessa forma ela em grande maioria das vezes se prejudicará e os dentes de leite possivelmente infeccionados irão passar cárie para os dentes permanentes, os quais nascem com 6 anos de idade na média mundial, mas em ambientes quentes há evidências científicas que esse dente nasce até com 4 anos.

Pais de todas as idades e níveis socioeconômicos não percebem que aquele dente é permanente e a criança ficará mutilada para o resto da vida caso o perca.

Sendo que tudo poderia ser evitado se houvesse escovações com flúor e ingestão de água com quantidade adequada de flúor.

Dessa forma a fluoretação das águas na estação de tratamento é obrigatória no Brasil desde 1974, segundo a Lei Federal n.º 6.050/19741, que até hoje não é colocada em prática e gera bilhões de reais em prejuízo financeiro, mas também psicológico, pois não ter dentes altera a vida da pessoa para sempre.

Não conseguirão se alimentar, morder de forma correta, dando dores de cabeça, entre outras patologias.

### 5.7 Protocolo de uso do cimento de ionômero de vidro em cárie

Uma proposta extremamente viável e possível de aplicação de flúor em um método vacinal comum como praticado ao redor do mundo seria:

De 6 em 6 meses projetar visitas ao dentista de toda criança de 2 anos em diante, com profilaxia e aplicação de flúor tópico. Com entrega de kits de escovação com pastas fluoretadas e fio dental.

E anualmente realizar aplicação de cimento ionômero de vidro tipo R, em fase plástica, obviamente realizado por profissional cirurgião dentista em superfície dentária sem cárie ou com cáries pequenas ou inativas, brancas ou escurecidas, sem cavitação.

A vantagem do cimento ionômero de vidro tipo R (restaurado) é seu depósito gradual de flúor na área onde está alojado, principalmente em fossas e cicatrículas oclusais de molares permanentes ou decíduos e em pré-molares permanentes quando erupcionarem.

Se todo ano temos que renovar a vacina contra gripe, por que não convencionar esse método que traria melhoras indeléveis nos níveis de prevalência não só da cárie, mas também de doença periodontal, diminuiria dores de dente, absenteísmo laboral, além de bilhões de dólares em tratamentos odontológicos que poderiam ser evitados.

O cimento de ionômero de vidro pode ser trocado por outro produto com eficácia comprovada, que é o diaminofluoreto de prata (SDF), um produto de aplicação tópica que combina a ação de remineralização do flúor com a ação bactericida da prata, permitindo-o atuar tanto na prevenção como no tratamento de lesões de cárie. Como o Riva Star (SDI Australia), que é um sistema de solução de Diamino Fluoreto de Prata, usado para dessensibilizar a dor de dente imediatamente. Usado há mais de 50 anos na Odontologia. Esse tratamento com DFP de última geração possibilita técnica minimamente invasiva, que tem como filosofia prevenção, remineralização e procedimentos menos invasivos. Inibidor eficaz de biofilme.

O fluoreto de prata e o iodeto de potássio presentes na solução Riva Star bloqueiam os túbulos microscópicos que constituem a dentina. Um precipitado de baixa solubilidade é formado, proporcionando alívio instantâneo da sensibilidade.

Ao contrário de outros sistemas de fluoreto de prata, que mancham os dentes, o que não acontece com o cimento de ionômero de vidro tipo R que tem outras cores, até próximas ao esmalte dentário, o procedimento de duas etapas Riva Star minimiza o risco de manchas. Ao aplicar a solução de iodeto de potássio (KI) sobre o Diamino Fluoreto de Prata (DFP), um precipitado branco cremoso de iodeto de prata é formado e se torna transparente.

Estudos confirmam que o Riva Star (SDI) é um inibidor eficaz do biofilme. O Riva Star tem zonas de inibição mais altas contra quatro espécies bacterianas (E.faecalis, S.gordonni, S.mutans, S.mitis) em comparação com o hipoclorito de sódio.

Sendo assim temos hoje essa possibilidade de produtos com o efeito excelente, ionômero não mancha e libera flúor gradualmente, que é a meu ver o melhor, mas temos também o **diaminofluoreto de prata** (DFP), que é excelente, porém mancha o esmalte deixando acinzentado, e atualmente essa solução de iodeto de potássio (KI) sobre o Diamino Fluoreto de Prata (DFP), que parece ser excelente, porém com pouca chegada no mercado odontológico mundial. De modo que é mais barato e fácil encontrar o cimento de ionômero de vidro tipo R. Sendo este, consequentemente, o Gold Standart.

Levando em consideração a total falta de preparo de políticas públicas associadas com fluoretação de águas em proporções adequadas e com cuidado na quantidade de flúor aplicado para não causar fluorose, patologia que causa manchas, em geral esbranquiçadas, que aparecem nos dentes por excesso de flúor, geralmente de forma simétrica. Geralmente acomete crianças de 0 a 12 anos em regiões onde a água é fluoretada sem controle, e possui nível de fluoreto natural maior que 4mg/L (que é altíssimo) em trabalhadores da indústria de flúor.

# 6

# TRABALHO VOLUNTÁRIO E A ODONTOLOGIA

O trabalho voluntário para profissionais de saúde, mais precisamente para dentistas tem um impacto significativo, tanto para a comunidade quanto para os próprios profissionais. A odontologia, sendo uma área da saúde diretamente ligada à qualidade de vida, encontra no voluntariado uma forma de promover a saúde bucal, prevenir doenças e educar a população sobre a importância de cuidados contínuos.

### *6.1 Importância do Voluntariado na Odontologia*

1. Acesso a Cuidados Básicos: Em muitas comunidades carentes, o acesso a serviços odontológicos de qualidade é limitado ou inexistente. A atuação de dentistas voluntários em projetos sociais oferece tratamentos essenciais, como restaurações, extrações e limpezas, que podem prevenir problemas bucais graves. O voluntariado, nesse sentido, atua como um meio de justiça social, reduzindo disparidades na saúde bucal.

2. Prevenção de Doenças Bucais: Um dos maiores benefícios do trabalho voluntário na odontologia é a promoção da prevenção. Muitas doenças bucais, como cáries, gengivites e periodontites, são evitáveis com hábitos corretos de higiene e visitas regulares ao dentista. Programas de voluntariado geralmente incluem campanhas de conscientização, palestras educativas e distribuição de kits de higiene bucal (escovas, cremes dentais, fio dental), capacitando as pessoas a cuidar de sua própria saúde bucal.

3. Educação em Saúde Bucal: Um aspecto crucial da prevenção é a educação. Os dentistas voluntários têm a oportunidade de ensinar práticas de higiene bucal, como escovação adequada, uso do fio dental, e a importância de uma alimentação balanceada para

manter os dentes saudáveis. Em muitas áreas carentes, a falta de conhecimento sobre essas práticas contribui para a alta incidência de problemas dentários.

4. Fortalecimento da Comunidade: O trabalho voluntário de dentistas ajuda a criar uma cultura de saúde dentro das comunidades atendidas. Ao fornecer atendimento, orientação e apoio contínuo, os profissionais ajudam a construir uma rede de cuidado, incentivando o autocuidado e o apoio mútuo entre os moradores.

5. Benefícios para o Profissional: Além de beneficiar as comunidades, o trabalho voluntário oferece aos dentistas uma oportunidade de desenvolvimento pessoal e profissional. Ao lidar com diferentes contextos e desafios, os profissionais expandem suas habilidades técnicas e interpessoais. Além disso, o voluntariado proporciona uma profunda sensação de realização pessoal ao contribuir para a melhoria da vida das pessoas.

Desta forma, o trabalho voluntário para dentistas é uma ferramenta poderosa de transformação social e de promoção da saúde pública. Ao atuar em prol da prevenção na odontologia, os dentistas não apenas ajudam a tratar doenças, mas também a evitar que elas ocorram, capacitando comunidades a manterem sua saúde bucal de maneira autônoma e eficaz.

Na nossa experiência temos tido momentos de muita felicidade, ajudando refugiados de países como Haiti e Venezuela, crianças com poucas condições financeiras, as quais o pais não tem como comprar produtos de higiene oral, crianças e adultos com deficiência física, sendo cadeirantes e paraplégicos, pacientes com síndrome de Down entre outras condições, escolares da rede pública no Estado do Amazonas, pessoas distantes de grandes capitais como Manaus. Trabalho com idosos e indígenas tem sido fantástico e nos faz sermos mais humanos e mais conscientes da nossa real função neste mundo, o qual estamos de passagem, que é poder contribuir com outras pessoas de forma a melhorar a sua vida de alguma forma. Afinal nem tudo pode ser comprado com dinheiro, um sorriso de uma criança agradecida por saber como escovar o dente e coincidentemente isto mudará a sua qualidade de vida e a sua realidade no mundo, que ela está inserida para sempre.

Desta forma, podemos ver as atividades voluntárias realizadas por nós pelas fotografias a seguir.

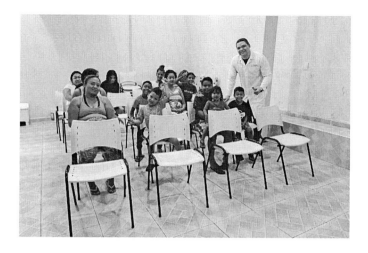

Foto 1. Trabalho voluntário realizado com refugiados da Venezuela - Fundação Nascer em Manaus

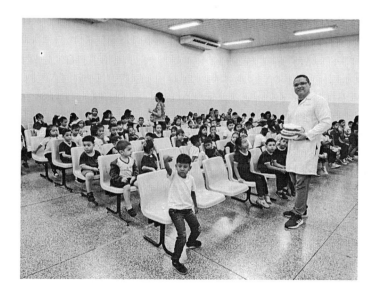

Foto 2. Trabalho voluntário realizado com crianças de 4 a 7 anos em Colégio Odete Barbosa em Manaus

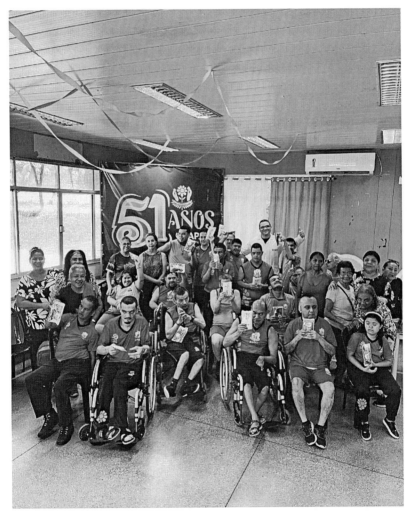

Foto 3. Trabalho voluntário realizado com pacientes especiais na Apae Manaus

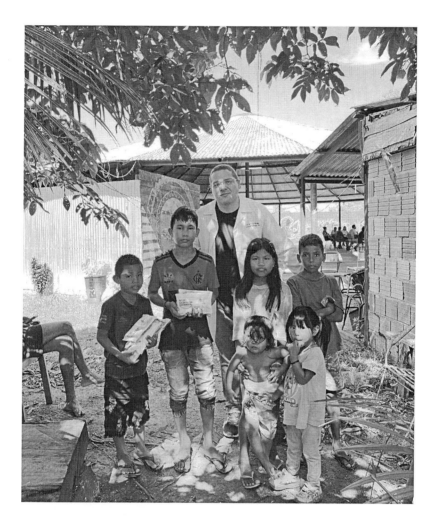

Foto 4. Trabalho voluntário realizado com crianças indígenas na Maloca dos Povos Indígenas – Manaus-AM

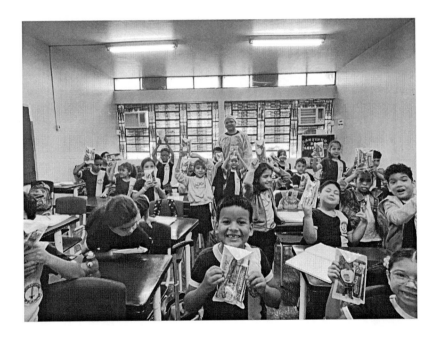

Foto 5. Trabalho voluntário realizado com crianças de 6 a 9 anos em Colégio Major Silva em Manaus

# 7

# CONCLUSÃO

Concluímos que de fato o flúor é uma medida eficaz e barata para prevenir o aparecimento da cárie, mudando vidas, e pode mudar ainda mais, por diminuir drasticamente a doença cárie, a terceira mais prevalente no mundo inteiro. Deveria ser adotado um protocolo sério com embasamento científico e clínico, como o que nos propomos, desenvolvido com mais de 75 anos de experiência em Odontologia, realizada de forma acadêmica associada à prática odontológica direta com pacientes de todos os cantos do globo, de todas as idades e classes socioeconômicas, do mais pobre refugiado de outros países aos mais ricos, tendo todos algo em comum: a experiência da doença cárie que está ou já esteve presente no seu organismo em algum momento de sua vida, sendo umas das três patologias mais frequentes no mundo. Expondo a real necessidade de melhoria na conscientização da doença como uma possível causa de agravamento de doenças das mais diversas, inclusive as crônicas. E com a real criação de uma campanha mundial, o Março Negro, com ensino de técnicas de saúde bucal e aplicação de técnicas de prevenção, como cimento de ionômero de vidro restaurado, como selante atraumático, em menores de 5, 6 e 7 anos, estendendo a outras idades caso haja necessidade, e também flúor tópico e profilaxia e outros tratamentos odontológicos caso haja necessidade. Sem viés de aspectos financeiros ou sensacionalistas, que relatam que o flúor não é necessário, isso deturpa a verdade científica, para vender mais artigos científicos ou mais produtos que apenas gerarão dinheiro para grandes corporações e farão mal aos seres humanos. Evidenciando a absoluta necessidade de uma política pública responsável e direta. E não a procura de uma vacina injetável para cárie, pois temos o flúor que quando bem utilizado vai prevenir de forma fantástica. Esta obra foi realizada de forma a auxiliar e colaborar com o povo e para o povo do nosso mundo. Gerando bem-estar e qualidade de vida, sem dor e infecção, sendo assim afirmamos que o flúor quando bem aplicado com protocolo de selante com cimento ionômero de vidro restaurador, juntando a fluoretação de água e pasta de dente com flúor, pode ser sim a tão sonhada vacina contra a cárie. Sendo simples, eficaz e replicável em todo o globo.

# REFERÊNCIAS

Albuquerque, S. S. L., Correia Lima, M. G. G., & Sampaio, F. C. *Avaliação da utilização de dentifrícios fluoretados em pré-escolares na cidade de João Pessoa - Paraíba - Brasil*. Odontologia Clín.-Científ. 2003;2(3): 211-216.

Amarante, L. M. Aplicação tópica de flúor pelo método do bochecho. *Rev Bras Odontol*. 1983; 40(4): 23-37.

American Dental Association Council on Scientific Affairs. Professionally aplied topical fluoride: Evidence-based clinical recommendations. *J. Am. Dent Assoc.* 2006; 137(8): 1151-9.

Andrade, M. F., Moroni, J. R., Candido, M. S. M., & Lofdredo, L. C. M. Efeito da aplicação de flúor sobre dureza superficial dos cimentos de ionômero de vidro. *Rev. Assoc. Paul. Cir. Dent.* 1996; 5(2):193-96.

Barros, L. A., Lopes, F. F., Oliveira, A. E. F., & Ribeiro, C. C. C. Retenção oral do fluoreto após aplicação tópica profissional em crianças com atividade de cárie: comparação do flúor espuma e flúor gel a 1,23%. *RGO*, Porto Alegre. 2008; 56(3): 281-285.

Basting, R. T., Pereira, A. C., & Meneghim, M. C. Avaliação da Prevalência da Cárie Dentária em Escolares do Município de Piracicaba, SP, Brasil, após 25 anos de fluoretação no Brasil. *Revista Odontológica da Universidade de São Paulo*. 1997;11(4): 287-292.

Bijella, M. F. T. B., Brighenti, F. L., Bijella, M. F. B., & Buzalaf, M. A. R. Fluoride kinetics in saliva after the use of a fluoride-containing chewing gum. *Braz Oral Res.* 2005; 19(4): 256-60.

Bleicher, L., & Frota, F. Fluoretação da água: uma questão de política pública – o caso do Estado do Ceará. *Ciência e Saúde Coletiva*. 2006; 11(1): 71-78.

Brasil, Ministério da Saúde. *Lei Federal no. 6050 de 24 de maio de 1974*. Dispõe sobre a fluoretação da água em sintomas de abastecimento quando existir estação de tratamento, Brasília DF, D.O.U, 1974.

Brasil, Ministério da Saúde. *Mais saúde no sorriso das crianças*. Saúde Informe, n. 72, nov. 1998.

Brasil, Ministério da saúde. Secretaria de atenção à saúde. Departamento de atenção básica. Coordenação nacional de saúde bucal. *Diretrizes da política nacional de saúde bucal*. Brasília: Ministério da Saúde, 2004.

Brasil, Ministério da Saúde. Secretaria de Atenção à Saúde. Departamento de Atenção Básica. *Guia de recomendações para o uso de fluoretos no Brasil*. Ministério da Saúde, Secretaria de Atenção à Saúde, Departamento de Atenção Básica. Brasília: Ministério da Saúde, 2009.

Brasil, Ministério da Saúde. *Parecer sobre Projeto de Lei n.º. 510/03*. Dispõe contra a revogação Lei n.º. 6050/74. Recuperado em 2 de dezembro de 2015, de http://dtr2001.saude.gov.br/sps/areastecnicas/bucal/home.htm.

Brasil, Ministério da Saúde. Diretrizes da Política Nacional de Saúde Bucal. Recuperado em 1 de dezembro de 2015, de http://www.saude.gov.br/.

Campos, D. L. et al. Prevalência de fluorose dentária em escolares de Brasilia – Distrito Federal. *Revista Odontológica da Universidade de São Paulo*. 1998; 12(3): 225-230.

Cangussu, M. C. T., & Costa, M. C. N. O flúor tópico na redução da cárie dental em adolescentes de Salvador - BA,1996. *Pesqui. Odontol. Brás*. 2001; 15(4): 348-353.

Cardoso, L. et al. Polarização da cárie em município sem água fluoretada. *Cad. Saúde Pública*. 2003; 19(1): 237-243.

Chankanka, O., Levy, S. M., Warren, J. J., & Chalmers, J. M. A literature review of aesthetic perceptions of dental fluorosis and relationships with psychosocial aspects/oral health-related quality of life. *Community Dent Oral Epidemiol*. 2010; 38: 97-109.

Chedid, S. J. *Avaliação da quantidade de dentifrício fluoretado ou NaF a 0,02% no desenvolvimento de cárie em dentes decíduos*: estudo in vitro utilizando modelo de ciclagem de pH [tese de doutorado]. São Paulo: Faculdade de Odontologia da Universidade de São Paulo, 1999.

Choi AL, Sun G, Zhang Y, Grandjean P. Developmental fluoride neurotoxicity: a systematic review and meta-analysis. Environ Health Perspect. doi: 10.1289/ehp.1104912. Epub 2012 Jul 20. PMID: 22820538; PMCID: PMC3491930. 2012 Oct;120(10):1362-8.

Cury, J. Uso do flúor. *In* Baratieri, L. N. *Dentística*: procedimentos preventivos e restauradores. 2. ed. Rio de Janeiro: Quintessence, 1992.

Cury, J. A. *et al.* The importance of fluoride dentifrices to the current dental cáries prevalence in Brazil. *Brazilian Dental Journal.* 2004; 15(3): 167-174.

Cury, J. A., Narvai, P. C., & Castellanos, R. A. *Recomendações sobre uso de produtos fluorados no âmbito do sus-sp em função do risco de cárie dentária*. Odontologia em Saúde Coletiva: Manual do Aluno. Faculdade de Odontologia da Universidade de São Paulo, 2007.

Cypriano, S. S. *et al.* A saúde bucal de escolares residentes em locais com ou sem fluoretação nas águas de abastecimento público na região de Sorocaba. São Paulo, Brasil. *Caderno de Saúde Pública.* 2003; 19(4): 1063-1071.

De Almeida, M. E. C. *et al.* Conhecimento sobre o flúor por parte dos médicos pediatras e odontopediatras de Manaus. Conscientiae Saúde. 2007; 6(2): 361-369.

Delbem, A. C. B., Tiano, G. C., Alves, K. M. R. P., & Cunha, R. F. Anticariogenic potencial of acidulate solutions with low fluoride concentration. *J appl oral sci.* 2006; 14(4): 233-7.

Félix, M. C. C. *et al.* Ação protetora de enxaguatórios fluoretados sobre o esmalte: estudo in vitro. *R. Ci. méd. biol.* 2004; 3(2): 201-217.

Fjerskov, O., Manji, F., Baelum, V., & Moller, I. J. *Fluorose Dentária*: Um manual para profissionais da Saúde. São Paulo: Editora Santos, 1994.

Fejerskov, O. Changing paradigms in concepts on dental cáries: consequences for oral health care. *Cáries Res.* 2004; 38: 182-91.

Frazão, P., Peverari, A. C., Forni, & T. I. B. Fluorose dentária: comparação de dois estudos de prevalência. *Cad. Saúde Pública.* 2004; 20(4): 1050-1058.

Garcia, A. L. Cáries incidence and costs of preventive programs. *J Public Health Dent* 1989; 49: 259-71.

Gomes, P. R. *et al.* Paulínia, São Paulo, Brasil: situação da cárie dentária com relação às metas da OMS 2000 e 2010. *Caderno de Saúde Pública.* 2004; 20(3): 866-870.

Grandjean P. Developmental fluoride neurotoxicity: an updated review. Environ Health. doi: 10.1186/s12940-019-0551-x. PMID: 31856837; PMCID: PMC6923889. 2019 Dec 19;18(1):110.

Guan, Z. Research into the DNA and RNA content of the cerebellum of chronically fluoride poisoned rats. *J Guizhou Medical College,* 1987;12(1): 104.

Harari, S. G. Características clínicas e patológicas da doença cárie. *ABOPREV.* 1996; 7(1): 8-10.

He, H., Cheng, Z., & Liu, W. Effects of fluorine on the human fetus. *Fluoride.* 41(4) 321-326. oct.-dec. 2008.

Hellwig, E., & Lennon, A. M. Systemic versus Topical Fluoride. *Cáries Res.* 2004; 38(1): 258-262.

Hoffmann, R. H. S. *et al.* Dental cáries in children at public and private schools from a city with fluoritated water. *Caderno de Saúde Pública.* 2004; 20(2): 522-528.

Hortense, P., & Souza, F. A. E. F. Escalonamento comparativo de diferentes dores nociceptivas e neuropáticas por meio de métodos psicofísicos variados. *Rev Latino-am Enfermagem.* mar.-abr. 2009; 17(2). Recuperado em 1 de junho de 2023, de www.eerp.usp.br/rlae.

Huo, D. Further observation of radiological changes of endemic food-borne skeletal fluorosis. *Fluoride.* 1984; 17(1): 9-14.

IBGE, Diretoria de Pesquisas, Departamento de População e Indicadores Sociais. *Pesquisa Nacional de Saneamento Básico* – PNSB, 2000.

Kramer, P. F. *et al. Promoção de saúde bucal em odontopediatria.* São Paulo: Artes Médicas, 1997.

Kwon, Y-R., Son K-J., Pandit, S., Kim, J-E., Chang, K-W., & Jeon, J-G. Bioactivity-guided separation of anti-acidogenic substances against Streptococcus mutans UA 159 from Polygonum cuspidatum. *Oral Diseases*. 2010; 16: 204-209.

Lacerda, J. T., Traebert, J., & Zambenedetti, M. L. Dor orofacial e absenteísmo em trabalhadores da indústria metalúrgica e mecânica. *Saúde soc.* 2008; 17(4): 234-238.

Lima, F. G. *et al.* Vinte e quatro meses de heterocontrole da fluoretaçao das águas de abastecimento público de Pelotas. Rio Grande do Sul, Brasil. *Caderno de Saúde Pública.* 2004; 20(2): 422-429.

Liporoni, P. C. S. Flúor & cárie. *ABOPREV.* 1995; 6(1): 8-12.

Lodi, C. S., Ramires, I., Buzalaf, M. A. R., & Bastos, J. R. M. Fluoride concentration in water at the area supplied by the water treatment station of Bauru, SP. *J Appl Oral Sci.* 2006; 14(5): 365-70.

Maia, L. C., & Valença, A. M. G. Remineralização de lesões cariosas incipientes em esmalte humano-relato de caso. *Rev. ABO Nac.* 1995; 2(6): 419-421.

Maia, L. C. *et al.* Controle operacional da fluoretação da água de Niterói, Rio de Janeiro, Brasil. *Caderno de Saúde Pública.* 2003; 19(1): 61-67.

Marthaler, T. M. Sucesses and drawbacky in the cáries preventive use of fluorides – lessons to be learnt from history. *Oral Health Prev Dent.* 2003; 1: 129-40.

Menezes, L. M. *et al.* Autopercepção da fluorose pela exposição a flúor pela água e dentifrício. *Revista de Saúde Pública.* 2002; 36(6): 752-754.

Midorikawa, E. T. *A odontologia como saúde do trabalhador como uma nova especialidade profissional:* definição do campo de atuação e funções do cirurgião-dentista na equipe de saúde do trabalhador. 2000. Dissertação [Mestrado em Ciências Odontológicas] – Faculdade de Odontologia da Universidade de São Paulo, São Paulo, 2000.

Ministério da Saúde. *Levantamento das condições de Saúde Bucal da população brasileira* – SB – Brasil 2003. Recuperado em 5 de janeiro de 2010, de http://portal.saude.gov.br/portal/aplicacoes/busca/busca.cfm.

Modesto, A., & Primo, L. G. Tratamento restaurador atraumático. *ABOPREV*. 1996; 7(1): 12-16.

Mondelli, R. F. *et al.* Influência da aplicação tópica de flúor na superfície de uma porcelana glaseada e polida. *J Bras Clin Odontol Int.* 2004; 8(44): 148-52.

Murray, J. Bases para prevenção de doenças bucais. São Paulo: Editora Santos; 1992.

Noronha, T. P.. Influence of fluoride on public health and worker's health – Literature review. Revista Políticas Públicas & Cidades, 2024, 13(2), e1267. https://doi.org/10.23900/2359-1552v13n2-288-2024

Noronha, T. P., & Monteiro, J. B. Morfo-anatomic-chemical study of medicinal plants: Cissus sicyoides and Momordica charantia, Amazon plants with hypoglycemic effect. Revista De Gestão Social E Ambiental, 2024, 18(11), e09453. https://doi.org/10.24857/rgsa.v18n11-136

Noronha, T. P., & Parente, F. Impact of dental health education on quality of life, cost reduction and global economic sustainability. Observatório de la Economía Latinoamericana, 22(11), 2024.

Novais, R. *et al.* Relação Doença Cárie-Açúcar: Prevalência em Crianças. *Pesq Bras Odontoped Clin Integr.* 2004; 4(3): 199-203.

Nunes, T. V. F. C. *et al.* Aspectos da fluoretação das águas e a fluorose – revisão de literatura. *Odontologia Clin.-Cientif.* 2004; 3(2): 97-101.

Oliveira, E. R. Estudo in vivo do efeito de um enxaguatório bucal, pré-escovação, na inibição da neoformação e na remoção da placa dentária. Tese de mestrado. São Paulo: Faculdade de Odontologia da Universidade de São Paulo, 1996.

Pelletier, A. R. Maintenance of optimal fluoride levels in public water systems. *J Public Health Dent.* 2004; 64: 237-9.

Ramires, I., Buzalaf, M. A. R. A fluoretação da água de abastecimento público e seus benefícios no controle da cárie dentária- cinqüenta anos no Brasil. *Ciência e Saúde.* 2007; 12(4): 1057-1065.

Ripa, L. W. A half-century of community water fluoridation in the United States: review and commentary. *J Public Health Dent* 1993; 53: 17-44.

Rivka Green, M. A., Bruce Lanphear, Richard Hornung *et al.* David Flora, E. Angeles Martinez-Mier, Raichel Neufeld, Pierre Ayotte, Gina Muckle, Christine Till. Association Between Maternal Fluoride Exposure During Pregnancy and IQ Scores in Offspring in Canada. *JAMA Pediatr* 2019.

Rouxel, P., Baglione, M., Loivos, C., & Groisman, S. Fluoretos tópicos: como e quando utilizá-los. *Revista PerioNews*. 2008; 2(3): 225-30.

Sales-Peres, S. H. C. *et al.* An epidemiological profile of dental cáries in 12 year--old children residing in cities with and without fluoritated water supply in the central western area of the State of Sao Paulo, Brazil. *Caderno de Saúde Pública*. 2002; 18(5): 1281-1288.

Santa Catarina. Lei Estadual n. 6065/1982. Dispõe sobre as diretrizes da fluoretação da água de abastecimento público no estado de Santa Catarina. 24 de maio de 1982.

São Paulo. Secretaria da Saúde do Estado de São Paulo. Resolução SS-250, de 15/08/1995. *Diário Oficial do Estado de São Paulo*, seção 1, p. 11, agosto de 1995.

Schuller, A. A., & Kalsbeek, H. Effect of the routine professional application of topical fluoride on cáries and treatment experience in adolescents of low socio-economic status in the Netherlands. *Cáries Res*. 2003; 37(1): 172-177.

Schneider Filho, D. A., Prado, I. T., Narvai, P. C., & Barbosa, S. E. *Fluoretação da água*. Como fazer a vigilância sanitária? Rio de Janeiro: Rede Cedros, 1992.

Silva, B. B., & Maltz, M. Prevalência da cárie, gengivite e fluorose em escolares de 12 anos de Porto Alegre – RS, Brasil, 1998/1999. Pesquisa Odontológica Brasileira. 2001; 15(3): 208-214.

Silva, J. S. *et al.* Heterocontrole da fluoretação das águas de três cidades no Piauí, Brasil. *Cadernos de Saúde Pública*. 2007; 23(5): 1083-1088.

Silva, M. C. C. *et al.* Effect of fluoridated water on dental cáries and fluorosis in schoolchildren who use fluoridated dentifrice. *Braz Dent J*. 2021 may, 32(3): 75-83. Recuperado em 1 de junho de 2023, de https://doi.org/10.1590/0103-6440202104167.

Soares, J. M. P., & Valença, A. M. G. Avaliação Clínica do Potencial Terapêutico do Gel e Veniz Fluoretados. *Pesq Bras Odontoped Clin Integr.* 2003; 3(2): 35-41.

Ten Cate, J. M., & van Duinen, R. N. B. Hypermineralization of dentinal lesions adjacent to glass-ionomer cement restorations. *J. Dent. Res.* 1995; 6(74): 1266-71.

Ten Cate, J. M. Fluorides in Cáries Prevention and Control: Empiricism or Science. *Cáries Res.* 2004; 38(1): 254-257.

Tenuta, L. M. A., Del Bel Cury, A. A., Tabchoury, C. O. M., Moi, G. P., Silva, W. J., & Cury, J. Á. Kinetics of Monofluorophosphate Hydrolysis in a Bacterial Test Plaque in situ. *Cáries Res.* 2010; 44: 55-59.

Vilhena, F. V. *et al.* Novo protocolo para as ações de saúde bucal coletiva: padronização no armazenamento, distribuição e uso do material de higiene bucal. *Ciênc. saúde coletiva.* 2008; 13(2): 132-137.

Villena, R. S., & Ando, T. Técnica transversal para colocação do dentifrício fluoretado: uma alternativa para crianças de idade pré-escolar. *In Reunião da Sociedade Brasileira de Pesquisas Odontológicas, SBPqO 12.* Águas de São Pedro: São Paulo, 1995.